上篇　中药故事和传说

中篇　药苑漫谈话中药

下篇　中药文化多传奇

中药传奇

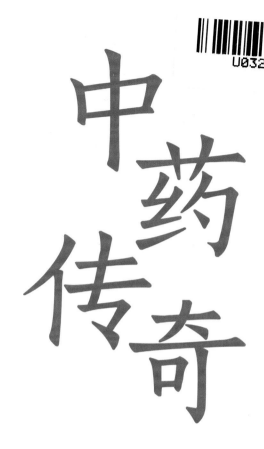

主　编◎龚力民　方　磊

主　审◎方石林

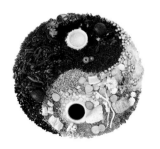

CNS
PUBLISHING & MEDIA
中南出版传媒

湖南科学技术出版社

《中药传奇》编写委员会

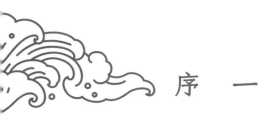

序 一

　　中国是中医药的发祥地，古今医药学典籍，浩如烟海，无穷无尽，自古有《神农本草经》，"医之始本岐黄"等本草著作，今至《中华人民共和国药典》，已蔚为大观，读其内容，则有如入金谷之园，种色夺目，如登龙君之宫，宝藏悉陈之后感。其中李时珍之《本草纲目》，集古代医药之大成，且文字简洁优美，读之琅琅上口记之铭铭于心。

　　为了进一步弘扬中医药优秀文化，激励广大学子热爱中医药事业，在方石林前辈的指导下，龚力民、方磊及湖南中医药大学中医药民族医药国际联合实验室的全体老师，于学习之余，满怀对中医药情怀，"勤求古训，博采众方"，悉心收集整理，共同撰写了《中药传奇》一书。通过一些富有情趣的神话、传说、故事及中药诗词、药材对联，对中药名称、性味、功效诸方面作一探究，同时弘扬历代杰出的医药学家的岐黄业绩，供初学中药人员学习，了解更多的中医药知识，感悟中医药文化，同时又能从中获得乐趣。

王 炜
于湖南中医药大学

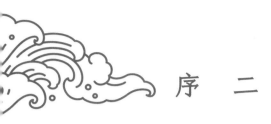

序　二

　　作者龚力民和方磊均为我的本科学生，龚力民现为湖南中医药大学中药鉴定教研室主任，方磊在湖南食品药品检验研究院从事中药检验工作，两位在繁忙的教学与科研工作之余，在中药鉴定大师方石林先生的指导下，合作共同编写完成了《中药传奇》这本实用强的著作，实属不易。

　　本人通读著作，本著作通过收集、整理和编写有关中药民间故事、传说、诗词、歌诀对联、谜语等编写而成，有很强的可读性，适用于各层次的读者，著作上篇为中药故事和传说，通过故事揭示人民战胜疾病，战胜自然灾害，反抗没落封建社会，争取自由的愿望和决心。这些中草药故事，在解释各种特定药物的药性，治疗疾病所起的作用，以及人们所发现艰难过程，往往是符合一定客观规律的。著作中篇为药苑漫谈话中药，对十几种常用中药的来源、产地、性味、功效进行古今考证，便于读者对一些中草药的真伪及来龙去脉有一定的认识。著作下篇为中药文化多传奇，收集和整理中药的命名、名称、性味、功能、诗词、歌诀、对联、谜语等。

　　丹参与知母等中药的故事都提到了孝敬父母和老人，孝道是中华民族的传统美德，是最重要的人伦道德规范，同时也有扬善惩恶的中草药故事；总之，《中药传奇》在讲好中药故事、传播中医药文化的同时，也传递了正能量。

潘清平

于湖南中医药大学

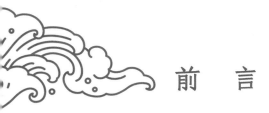

前　言

　　早在原始社会初期，人类就有了简单医疗活动。当时的人们在寻找食物充饥时，常常会出现误食一些致病的、有毒的东西以致中毒的现象，但也有的时候偶然吃了一些东西，使原有的某种中毒症状或病症减轻，甚至消除。于是人们就逐渐发现了药物。以后，随着对自然界的逐步征服和生产力的不断发展，人类又从中发现了不少，这样反复不断对药物地寻找，不断地积累，后来进行简单加工和炮制，人们的药物知识就越来越丰富。

　　在没有文字的时代，以及后来文字还不能普遍为人们所掌握的时代，劳动人民为了使已知的药物知识和治疗经验保留下来，只有口耳相传。在这种口头传授中，前人为了加深后人的印象，不仅单一地传授药物的性能，而且往往连同药物发现的过程及有关经历也一并讲述出来，甚至还通过艺术的想象和虚构加进一些引人入胜的情节，有些传说还涂上了一层神话的色彩。这是长期流传和不断丰富的结果，其中一部分就形成了文学性较强的中草药传说故事。

　　当然，中草药故事、诗文、对联的形成，还有其他许多复杂环境和情况。由于疾病和创伤直接危害着人类的健康和生命，所以，人们自然而然地会把与人类生活密切相关的医药，以及战胜病害的迫切愿望，作为口头创作的重要内容。因而，在一些人物传说或风物传说之中常常涉及药物，某些药物常常被附会在民间故事中。

　　为了适应不同的读者需要，我们将《中药传奇》由浅入深分为 3 篇。上篇为中药故事和传说，通过故事揭示人民战胜疾病，战胜自然灾害，反抗没落封建社会，争取自由的愿望和决心。这些故事显然不能当作考究药物起源的依据，更不能当作实际运用的药典。因为它们无一不是在流传过程中经过数代群众集体艺术加工的产物，并在很大程度上带有艺术虚构性。但与此同时我们也必须看到，这些中草药故事，在解释各种特定药物的药性和对疾病治疗所起的作用，以及人们所发现的艰难过程，往往是符合一定客观规律的。故笔者对这些故事的药名，注明了来源、增加了产地，并对某些情节做了适当修改。如华佗在采药中拯救了封建社会不愿受压迫逃到深山的丫头，而从丫头所食用的食物中发现了黄精。如放猪倌发现马勃可以止血，又如车夫发现车前草能够利尿清热等都同南北朝时著名的医药学家陶弘景《名医别录》所记载一样。说明发现药物必然是来源于实践，即经常接触它的人。如"蛇床子"的故事讲述村民不怕牺牲，前仆后继地冒险去蛇岛采药，充分表现人民战胜病害的决心。如具有神话色彩的"瓜蒌"述说了樵夫梦遇神仙而得金瓜种子，则反映出劳动人民对药物的珍视和美好愿望。在缺医少药年代，广大劳动人民对于解除疾苦和关心他们健康的人，是十分爱戴和敬仰的，都是劳动人民衷心崇敬的人物。

中篇为药苑漫谈话中药，对十几种常用中药的来源、产地、性味、功效进行古今考证，便于读者知其来龙去脉，是非真伪。文中穿插许多有趣传说，典故医案医话。在来源后配有原植物彩图，在传说中有的故事绘有墨线图，在漫话中有的附有赞誉诗文，以文载药说明药物从发现到用于治疗的全过程。

下篇为中药文化多传奇，通过收集、整理中药的命名、名称、性味、功能、诗词、歌诀、对联、谜语等来揭示五千年以来中华文化的渊源及博大，同时也充分展示了中医药人员智慧"有入金谷之园，种色夺目"，"如同登龙君之宫，宝藏悉陈"之感。只有挖掘、整理中医药知识才知"种色夺目"，才知入龙宫探海底之奥妙，才知上九天揽星月、宇宙之广阔。中医药知识浩如烟海，无穷无尽，取之不尽，学之不尽，为我们广大中医药人员提供了极为宝贵的知识，是激励我们敢攀高峰的源泉。

本书增加了植物来源，生长产地。"故事""传说"作了适当的内容修改，有的故事传说尽量还原在药材主产地发生并流传。"漫话"有的赋诗抒发编者的情感，有的多偏向药物知识化、专业化，以增加读者了解中药知识的广泛性。"趣谈"也尽量收集广泛，取百家之谈，纳众人之才。

本书附有原植物图或墨线图。

由于编者在编辑过程中文学水平及中药专业知识有限，不免会有许多不当之处，再次敬请同行及读者指教。

编　者

于湖南中医药大学

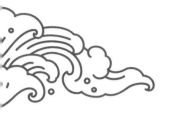

目　录

上篇　中药故事和传说

中篇　药苑漫谈话中药

下篇　中药文化多传奇

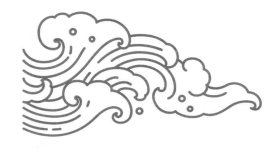

上篇　中药故事和传说

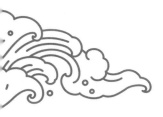

1 人 参

人参来源于五加科植物人参 *Panax ginseng* C. A. Mey. 的干燥根和根茎。主产于吉林的抚松、集安、靖宇、敦化，辽宁的桓仁、宽甸、新宾，黑龙江的五常、尚志等地。

说起人参，人们都知道它是中药中具有大补作用的珍贵药材，但关于人参的许多美丽的传说，知道的人可能就不多了。

据说早在几百年以前一个深秋即将入冬的日子，在东北吉林的一个小山村，有兄弟俩准备行食要到山上去打猎。有经验的老人劝他们说："长白山山区的天气说变就变，可能不久就会下大雪，要是大雪封山，你们俩就下不了山，很危险啊！"可是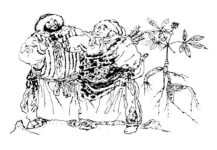
他俩真是初生牛犊不怕虎，仗着自己年轻力壮，不听老人劝告，带着弓箭和刀叉还是进了山。进山以后一连几天他们俩打了许多野兽。正当他们准备满载而归时，突然狂风大作，接着又下起鹅毛大雪，风卷雪花，漫天飞舞瞬间所有的山路都被大雪封堵，分不清哪是路，他俩没法下山，只好躲进了一个山洞。等风雪过了再说，哪知，雪越下越大，他俩只好拾些干木柴在山洞里架起一堆柴火，一边烧烤打来的野物，一边烤火取暖。就这样住了下来，几天下来光吃野物不行，为了节省粮食，还得走出山洞找些植物来充饥。一天他们在树林里挖到一株人形的主根，主根有近尺许，上有半月形的茎痕，根茎上有根样"芦"（不定根），像红枣核样，主根其下有支根 2～3 根，支根上有须根，须根细长，并且长有许多细小疙瘩，他们放到口中一尝有一点甜，哥哥说："甜的草根可以吃"。于是他们在雪地挖了很多，把这种根当水果吃，不久，他俩都觉得吃了这种根好像浑身有使不完的劲一样，但是吃多了鼻孔会流血。因此，他们每

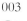

天只吃一点点，不敢多吃。转眼间冬去春来，天气放晴，气温升高，冰雪消融，兄弟俩扛着剩下的猎物和人形的草根，高高兴兴地回家了。村里的人见他俩还活着，而且长得白白胖胖，精神很好，都感到奇怪。就问他们在山里吃了什么。他们讲述了在山里的经历，并把带回来的草根给大家看，村民们看着这人形的草根，不知道是什么东西，这时来了一个德高望重的长须长者笑着说："这是长白山上的神草，所以它长得像人，你们兄弟俩多亏了它相助得以生还，就叫它'人生'吧！"后来又有山里"郎中"说：这根长得像人一样，是神草。有补气、提升元气作用，就叫"人参"吧！从此人们又把"人生"改叫"人参"了。

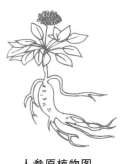

人参原植物图

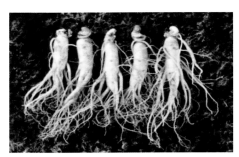

人参药材

2　苍　术

苍术来源于菊科植物茅苍术 *Atractylodes lancea*（Thunb.）DC. 或北苍术 *Atractylodes chinensis*（D）C. Koidz. 的干燥根茎。春、秋二季采挖，除去泥沙，晒干，撞去须根。主产于江苏的茅山、句容、镇江、溧水，湖北的襄阳，河南的桐柏，安徽的黄山区等地。

相传很早以前在江苏的茅山，山上有座观音庵，庵里住着师徒二人，老尼姑和小尼姑。老尼姑在山上修炼多年，她了解山上不少中草药。因此，除了修道以外还会给上山的香客把脉看病，在茅山附近方圆几十里很有名，山里山外的人得了病，常到观音庵求医。随着光阴的流逝，老尼姑就不上山采药了，她把采药的活儿交给了弟子小尼姑去干。小尼姑每天除了照顾老尼姑外，还要按照老尼姑说的山上草药的样子，漫山遍野地去采药，至于什么药治什么病，她就一窍不通了。老尼姑有点贪财，谁给她钱多，就给他用有效的药治病，给她钱少的人，她就用一些野草植物去蒙骗人家。小尼姑很同情远道而来的穷人，觉得师傅太不公平，有失修道之人的品德。可是因为她不知道什么药治什么病，只是干着急。

有一天，一个穷人从很远的山村来到茅山观音庵看病求药，带的一点钱在路上已用光了。老尼姑见他没钱问也不问，硬把那人赶走了。小尼姑见此情此景十分气愤，说"咱们出家之人应以慈悲为怀，师傅一点同情心都没有，这不行"。于是她就从庵里抓了一把开白花的药草，背着师傅追到庵外，唤住那人说："大哥，你先拿回去吃着。"可是等那人走后，小尼姑的心又不安了，"那人到底得的是什么病呀，给他的草药，能治好他的病吗？吃了千万别出事呀！"

谁知过了一些日子，那个穷人又来到了观音庵，带来家中上百个鸡蛋，对老尼姑千恩万谢地说："多亏你的那位少菩萨，是她把我爹害了多年的风寒湿痹，足膝软瘫病治好了。"老尼姑感到十分奇怪，庵里没有治那种病的药啊！就审问小尼姑："你偷了我的什么药？快说！"小尼姑也弄不清是怎么回事，后来留心一查才明白：原来那开白花的叫苍术，不是老尼姑叫她采的药，大概是自己采药没有注意扔到药筐里，又被老尼姑当野草扔到一边的。从此，小尼姑知道苍术可以治风寒湿痹，还可健脾燥湿，治疗湿阻脾胃、饮食不振、消化不良等病。

过了些日子，小尼姑受不了老尼姑的气，于是她就不辞而别逃出了观音庵回家还俗了，从此她就以挖苍术等草药为生，不光治好了许多足膝软瘫病人，慢慢地又知道苍术加其他药还可治疗一些脾胃不好，饮食不振，消化不良的病人。她分文不收，乡邻都称赞她是菩萨心肠，是乡里穷人的活菩萨！

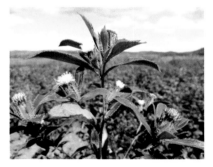

苍术原植物

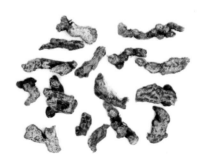

苍术药材

3 丹 参

　　丹参来源于唇形科植物丹参 *Salvia miltiorrhiza* Bge. 的干燥根及根茎。始载于《神农本草经》，列为上品。《中国药典》有收载，历代本草均有收载。又名：血参、赤参、紫丹参、红根血生根、红丹参，多为野生，也有栽培。因其色而名，为常用中药。主产于四川、山西、河南、河北、江苏、安徽。此外，辽宁、陕西、湖北、浙江、福建、山东等地也有产，其中以四川、河南等地的丹参质量最好。

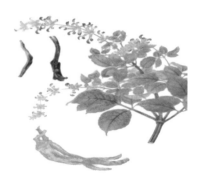

　　相传在一千多年以前，在四川绵阳地区中江县山区的一个村里，有一个青年名叫"孝生"。他自幼就没有父亲，是母亲含辛茹苦地把他拉扯长大。有一天"孝生"的母亲得了急病，请许多地方医生给母亲看病，服了许多中药，但病情不见好转，正当他一筹莫展时，有一个"老道"经过他家门口想讨口水喝，"孝生"热情地接待了他。老道一进门看见一位五十多岁的妇人躺在床上，一副痛得难受的样子。问"孝生"，老妇人得的是什么病，"孝生"说："不知道母亲得了什么病，请了各地方老医生看了病，吃了不少中药，总不见疗效。"老道人说你拿来处方给我看一看我就知道，看完说："病准方对，就是少一味中药红根。这味中药此地没有，到百里之外的乐山、峨眉山山上寻找才有，只是路途遥远，如果你想把母亲的病治好，就去找这味中药，保证药到病除，你母亲吃了就会慢慢好起来的。""孝生"说："为了治好母亲的病，就算千山万水，我也要去找这味中药。"第二天一早，"孝生"准备了几天的干粮就按照老道人指点踏上寻找药的路程。经过几天跋山涉水风餐露宿，到达乐山拜见乐山大佛，求神仙保佑母亲早日康复。为了能找到开紫花红根的中药，他一面向当地百姓打听，一面继续朝峨眉山行进，又经过几天的行程，终于到达峨眉山下，他向周围百姓打听，恰好碰上一个从山上下来的采药人，采药人告诉他峨眉山很高很高，至少要爬 2～3 个时辰才能到半山腰，在那里有块平地，那里可能有开紫花，根是红色的植物。他遵照采药人的指点继续前行，终于到达峨眉山的半山腰，左寻右找，还是没有发现，继续往前走，山越来越陡。他抬头一看才看到了山顶，在朝阳的南坡上有一大片绿色叶片中开着蓝紫花的植物，在阳光的照耀下闪闪发光。他急忙跑去一看，果真开蓝紫花，而且挖了几株开紫花的根，根可真是红棕色的，他想这可能是老道人说的红根了。他想自己家乡也是山区，是否可种植呢，于是采了一大把种子带回家，将红根放入缺了一味的中药里煎给母亲。他母亲喝了药后，身体不痛了，心也不烦了，病很快就好了。他把剩下的红根栽在屋前了，种子在屋后山坡种下了，还剩部分种子就分发给村民试种，防备以后得这种病。经过试栽培成功了，后来周围村民发现这种红根药在周围向阳的地方也有。就这样家家户户都种植一点，慢慢种植传到金堂、德阳等地。

人们都很敬佩"孝生"。

年青人不畏艰难、采药救人的高尚情操，人们都说这种红根凝结了"孝生"的一片丹心，就叫"丹心"了。后来在流传过程中取其谐音就变"丹参"了。

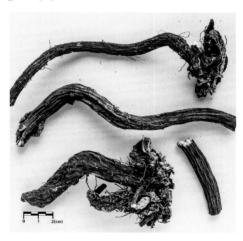

丹参药材

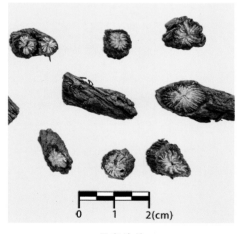

丹参饮片

4　知　母

知母来源于百合科植物知母 *Anemarrhena asphodeloides* Bge. 的干燥根茎。春、秋二季采挖，除去须根和泥沙，晒干，习称"毛知母"；或除去外皮，晒干，习称"光知母"。主产于河北山区的易县，山东的菏泽，陕西的黄陵、榆林，内蒙古的敖汗等地。

相传从前在河北山区的易县有个孤老太婆，无儿无女，年轻时靠挖中草药为生。由于她不图钱财，常把挖来的草药送给生病的穷人，所以她毫无积蓄。到年老时她体衰再也不能爬山采药了，她只好沿乡村讨饭度日了。老太婆终日愁眉苦脸，这倒不是因为苦日子难熬，而她担忧的是，自己认识草药的本事无人可传，一旦有一天自己闭上了眼睛，谁给乡亲们挖药治病啊！思来想去，老太婆决心找一个可靠的人传授认药采药的本事。于是，她逢人便说："谁认我做妈，我就教他认识药草，将本领传授于他。"过了些日子，消息传到该县的县城，有一个贵公子知道了，心想："我要是学到认药治病的本领，不就多了一条巴结官宦的路子吗？"于是，他就把老太婆请进府中，说："老太太，我愿意给您当儿子，您就快告诉我，采什么药草可以治病吧。"老太婆瞥了贵公子一眼，说："你急什么？我要看看你怎么对待我这个'妈'再说。"贵公子立刻命人把正房腾给老太婆，又给她换上新衣服，每天给她可口的饭菜。一连过了十几天，并不见老太婆提起山上什么药草治什么病的事。贵公子忍不住了，便假惺惺地喊了一声"妈"，说："该传授药给我吧"，"时间还早"，"那得等到什么时候才告诉我治病的药草呀？""等个八年十年吧。"公子听了气得跳了起来："还得养你十年？哼，你赶快滚吧！别想再骗吃骗喝啦！"老太婆冷笑一声，换上原来的破衣裳，不慌不忙地走出公子家门。她又沿街讨饭，边走嘴里边唠叨着："谁给我当儿子，我就教给谁认识治病救人的药草！有谁愿意给我当儿子呀？……"这天，被一个商人听见了。他一琢磨："卖药材可是一本万利的生意呀！"商人急忙招呼老太婆说："我愿意认你当妈！"老太婆便住到了商人家中。商人吃好喝好地招待老太婆一个月。也憋不住地问："你真的认识药草？""当然认识啦！""那就把你认识药草的知识教给我吧。"现在还不是时候。""还得等多久啊？""等到我快死了就告诉你吧！"商人听了气得浑身颤抖："你这个死老婆子，拿我当猴耍呀！还不快滚，讨你的饭去吧！"就这样老太婆又被赶出门外，还是边讨饭边自言自语："谁认我当妈，我就教谁认药草……"日久天长，人们都把老太婆当成了疯子，谁也不再理她。有年冬天老太婆走到了一个不大的村子，摔倒在一家门外。这家的主人是一个樵夫，他见了便立即将老太婆扶进屋中，问道："老太太摔伤了没有？是不是病啦？""病倒没有，我就是肚子饿了。"樵夫急忙叫媳妇煮了锅稀饭，端给老太婆，说：家里没有什么好东西，先趁热喝点吧。"老太婆吃了稀饭，浑身一下暖和了，道个谢，就要走。樵夫两口子说："这么冷的天气，你上哪儿去呀？"老太婆叹了一口气，说："我这个苦命人就是到处讨饭的命啊！"两口子听了，十分同情，就说："你这么大的年纪了，讨饭多不容易，要是不嫌我们穷，就在我们家住下吧！"老太婆也不推辞，就住在樵夫家了。日子过得快，转眼春暖花开，老太婆对樵夫说："老吃你家的饭怎么行？还是让我走吧！"樵夫说："你没儿没女，我们又没有老人，咱们凑成一家人过日子不是很好吗？"老太婆叹口气说："实在不相瞒，过去我会采药，认识许多能治病的药草。我本来想认个儿子，把我学到和掌握的本事传给他。可是我年纪大了，人也老糊涂了，什么药草全认识不清啦，你养活我，我没法子报答你呀！"樵夫说："我们都是受苦人，图什么报答不报答的。反正有我们吃的，就有你吃的，别出去讨饭啦！""好吧，那我就把你家当自家，把你当儿子啦！""行啊。"从此，樵夫和媳妇就把老太婆当作母亲。老太婆生活有保障，在家也没有闲着，常帮媳妇照看孩子，做些家务事。媳妇也很敬重老人，六月天不让老人在厨房烧火，腊月天里水冷不让老人洗衣服，就这样老太婆整整过了3年舒舒服服的好日子。

转眼又到了夏天，老太婆已到80岁了，这天她突然对樵夫说："儿子，我想上山看看。""妈，你这么大的年纪了，可别累着。""今天我闷得慌，想看看山景。""那我背你去吧。"樵夫背着老太婆走上了山。老太婆一会儿要往东，一会儿要往西，一会儿要上坡，一会儿要下沟，指指点点，累得樵夫汗流如雨，但樵夫一点也不抱怨，嘴里还说些使老人开心的话。当他们来到长满许多野草的山坡时，老太婆要下来，她在一块大石上站着，看看野草，突然她指着一丛丛长条形的叶子，开白色带紫色条纹花朵的野草，说："去把它挖出来！"樵夫走过去扒开土，挖出一根长条形黄色根茎带有许多细根的植物，问："妈，这是什么？"老太婆说："这是一种药草，

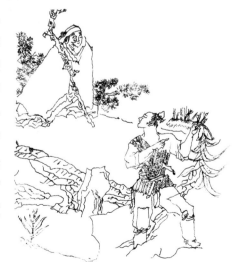

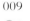

它的根茎可以治疗肺热咳嗽，虚劳发热之类的病，用途可大啦。孩子，你知道为什么直到今天我才教你认识它吗？"樵夫想了想说："妈准是要找一个老实厚道的人才传药给他，怕心怀不良的人挖它去发财，坑害百姓！"老太婆笑着说："我找好心的人，找来找去总算找到了你，孩子你懂得我的心思，这药草就叫'知母'吧！"接着又教樵夫认识了其他许多种药草和治病的方法。后来樵夫就改行采药治病了。他一直记着老太婆的一句话："要为天下穷人找药治病。"后人有诗云："老太传技测人心，心术不正不传承，樵夫施恩不图报，得到知母救穷人。"

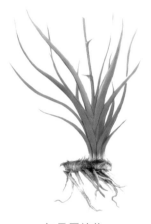
知母原植物

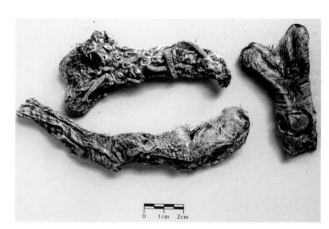
知母药材

5　绵马贯众

　　绵马贯众来源于鳞毛蕨科植物粗茎鳞毛蕨 *Dryopteris crassirhizoma* Nakai 的干燥根茎及叶柄残基。秋季采挖，削去叶柄、须根，除去泥沙，晒干。绵马贯众主产于东北三省及河北山区。

　　绵马贯众又名"贯众""管仲"，是一种比较常见的蕨类植物，由于各地药用习惯不同，有绵马贯众、峨眉贯众、紫萁贯众、狗脊贯众、贯众等商品，《中国药典》仅收载绵马贯众，也就是全国通用贯众。具有清热，止血，杀虫等功效，用于虫积腹痛，疮疡，制炭止血，用于崩漏等疾病。关于它的名称来由，在民间流传着一个感人的故事。

从前，有个没有文化的帮工，一辈子帮一个财主干活。一年夏天他给地主家干活，挖出一把草根，用手拈起，放在路中心蚂蚁群中，一会儿过来看，一群蚂蚁全都死掉了。他觉得奇怪，蚂蚁为什么会死了呢？他认为这种草是毒蚂蚁的毒草。他又想，能不能毒死其他的虫呢？他又捉了许多青虫、黑壳虫、毛虫、大黄虫等毒虫放在一起，把这种"毒草根"砸烂撒到它们身上，不一会儿工夫，这些虫全死了。这个老帮工明白"毒草根"是杀虫的药。他又想，野外的虫能杀死，人肚里的虫能不能毒死呢？他想试试看，可是却没有机会，又不敢盲目乱用。老财主家有个儿子患疳积，不思饮食，日渐消瘦，请医生诊脉，医生说孩子体内有几种寄生虫：肠胃里有蛔虫、血里有丝虫、肝里有血吸虫、肛门有蛲虫，于是医生给开了一张杀虫的中药处方。老财主在中药铺里把药买回来，交给老帮工煎药。老帮工则用两个药罐子来煎药，一个是医生开的药，一个煎他自己发现的能毒得死虫的这种草药。煎好后，他先把自己发现的能毒杀虫的草药汁端给财主的儿子服，财主的儿子服后，大喊肚子疼痛，叫得山摇地动，几乎死过去，这可把老帮工吓坏了，偷偷地把药渣倒到河里去了。

第二天早饭后，孩子的大便里拉出了几十条虫，虫下尽了，财主的儿子肚子也不痛了，老帮工心中有了底：此药不但能杀外虫，腹中的虫也能杀。后来老帮工挖了许多这种草药根，替左邻右舍的孩子驱虫。他治好了许多患虫病的孩子，可是从不收取病人家的一分一厘药钱，病患者非常感激他。

老帮工从未结婚，打了一辈子光棍，没妻没儿女。到了晚年，身体欠佳，他知道自己的生命不会太长了。一天正逢乡里赶场，老帮工趁这个机会，采挖了一棵药材标本，站在人群中间，向赶场的群众高呼："乡亲们，我向大家献出杀虫药。"他把药材标本举过头顶，说："这就是我平时给大家孩子治病的草药，我现在身患不治之症活不了多久，今后不能为大家挖药打虫，我一生没有娶妻生儿育女，只有把这种杀虫药奉献给大家。今后你们家孩子患有虫病，就不必去求医买药了，去山上挖这种草药给自己的孩子杀虫就行了。"在场的人很受感动，称赞他是一位好帮工。人群中有位老秀才则对大家说："老长工精神高尚，无私地向众人献药，打破了历代秘方不外传的惯例，'贯'者通也，'众'者大家也，我就为此草药命名为'贯众'吧。"

贯众是一年四季常青的蕨类植物，始载于《神农本草经》，历代本草著作均有收载，均为野生，李时珍说："此草叶似凤尾，其根一本而众枝贯之"，故草名（枝叶）凤尾草，根名"贯众"。历代大型会场里摆设花卉中，必有贯众的枝叶，花红叶绿，取悦于观众。也大概是以"贯众"谐音赢得观众吧。

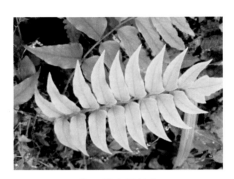

绵马贯众原植物

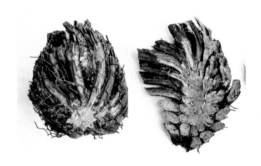

绵马贯众药材

6　射　干

射干来源于鸢尾科植物射干 *Belamcanda chinensis*（L.）DC. 的干燥根茎。春初刚发芽或秋末茎叶枯萎时采挖，除去须根和泥沙，干燥。主产于湖北的孝感，河南的信阳，安徽的六安，湖南的邵阳、长沙以及四川等地。

传说在两千多年以前，孝感是湖北的贫困县，那里山多水少，农民在山上靠种麦子，玉米和砍柴卖柴维持生计，生活十分艰苦，若遇上旱灾就无法生存，在这种环境里却流传一个这样感人的故事：

山区住着一户农家，靠儿子砍柴谋生，养治双目失明的老母亲，生活过得十分艰难，有上餐没下餐，就在这一年樵夫感冒了，咽喉十分疼痛，全身无力，已有几天没上山砍柴，家里已无米下锅了。樵夫是远近出名的大孝子。他从邻居家借来一点米，熬稀饭给母亲吃。

他自己舍不得吃一口，饿着肚子拖着虚弱的身体，带病上山去砍柴。在山谷中有一口清澈山泉，泉边住着一位美丽善良的蝴蝶仙子，仙子天天给花草浇水授粉，泉边的花草都比其他地方长得美丽茂盛很多。

这天，樵夫砍柴到了泉边，由于身体虚弱，加之没有吃饭，便晕倒在那泉边。等他醒来时，发现自己躺在万花丛中，在这些花中有株长得非常漂亮，开着许多蝴蝶一样的花朵。由于饥饿难忍樵夫就挖了它的根吃了些，虽然味道苦涩，但吃后有一股甜味感觉，嗓子有一种清凉感。没过多久樵夫嗓子比以前好多了，于是他又挖了一根吃了几口，第二天他的嗓子就好了，他又去砍柴来到山泉边，这时一个漂亮仙子来到了身边，告诉他："这种植物的黄红色花叫蝴蝶花，开这种花的根茎叫射干，能治咽喉疼痛"。

樵夫感激仙子治好了他的病，他又担心家中的老母亲，在道谢后便急忙着赶回去，仙子被他的孝心所动，便送给他许多射干种子，并告诉他怎样种植这种花草，还告诉他等3年以后取它的根茎也可繁殖。

樵夫回去后按照仙子告诉的方法种出了许多蝴蝶花（射干），村里左邻右舍只要谁有咽喉病疼，他就不要分文施舍，他还毫不保留地教会乡亲们去种这种能治咽喉病的射干药材。后来种植的人多了，射干不能仅放在山上好看，他想能不能卖出去，改善我们山区穷人生活，有一天一个汉口收购药材的商人来到了他们村，看到了大片开着蝴蝶花的射干，高兴极了，就将村里种植的射干全买了，并告诉他们"你们种植多少，我就收购多少"。从此在孝感这个山区家家户户都在山上种射干，山区的穷人生活过得比以前好多了。由于孝感射干质坚色黄，质量好，在汉口行销，故人们称其为"汉射干"。

后人有诗云：

> 射干又名蝴蝶花，花仙传经永记她，
> 七八九月开黄花，蜜蜂蝴蝶争采它，
> 山坡荒地随处种，采药农民爱挖它，
> 孝感信阳为地道，两湖两广亦栽它。

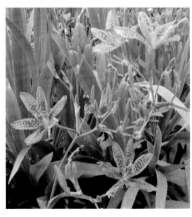
射干原植物

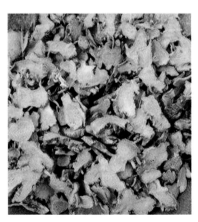
射干药材

7 威灵仙

威灵仙来源于毛茛科植物威灵仙 *Clematis chinensis* Osbeck、棉团铁线莲 *Clematis hexapetala* Pall. 或东北铁线莲 *Clematis manshurica* Rupr. 的干燥根及根茎。威灵仙主产于江苏、安徽、浙江等省，棉团铁线莲主产于山东、河北、辽宁、黑龙江等地，东北铁线莲主产于辽宁、吉林、黑龙江等地。

在祖国的江南有许多江河和大山，山上也有许多古刹和寺院，传说在安徽九华山附近山上有一座古寺，叫"威灵寺"，威灵寺里有一位老和尚认识许许多多的中草药，常给上山拜佛求签的百姓号脉看病，收取一定的治疗费和药费，在他治病的药中有一种药专治风湿痹痛和骨渣鱼刺卡喉。山里的人常年在风雨中劳动，得风湿病的不少，一些猎户、渔夫又以野物和鱼为食。被兽骨、鱼骨卡住喉咙的事情也常有，所以常常有人来到古寺，请老和尚治病。

威灵寺的老和尚为人诡诈，每逢有人求医，他总是焚上一炷香念上几句经，倒些香灰在一碗水里，然后让病人喝下去。病人常常是喝下香灰水，病就好了。老和尚就说这是某某佛爷或某某罗汉施展法力救的命，胡诌一通，多骗些香火钱，其实，他那盛香灰的碗里放的全是事先煎好的药汤。日久天长，人们都说威灵寺的佛爷有求必应，还赠给老和尚一个美称，叫"赛神仙"。因此，连山外很远的病人，也跑到威灵寺上香拜佛了。

这事只能瞒过局外人，采药、煎药的小和尚心中有数。这个小和尚十分辛苦，每天除了在密室制药外，还得烧火、做饭、打扫院子、干许多零活儿。就这样，老和尚还虐待他，把他当牲口使唤，经常打骂。小和尚有冤无处申，就想出一个捉弄老和尚的办法：当老和尚再叫他煎药汤的时候，就故意换上根本不能治病的野草。自从这天起，"赛神仙"的香灰水再也不能治病了。

这天，有一个猎人的儿子被骨渣子卡住喉咙了，猎人抱着儿子来求佛。"赛神仙"像往常一样，又烧香又念经，嘴里不停念着："日出东方往西游，手执金鞭倒骑牛，一声喝断长江水，吾佛如来下界来！"念完这几句话，他就把香灰弹到准备好的药汤里，让小孩喝下去。要在以前，病人把这碗香灰水（实际上是药汤）喝下后，卡在嗓子中的碎骨头就会变软，吞一下直接进入胃里，随着别的食物就消化了。可这一次，香灰水不灵了，碎骨头渣子依然横在小孩儿的喉咙里，憋得那小孩子脸色发青，哭不出声。老和尚急得满头冒汗，生怕当场出丑，只好对孩子的父亲说："你身上准不干净，冒犯了佛爷，去吧，佛爷不愿管你的闲事。"

猎人只好抱着儿子走出殿。小和尚十分可怜那个孩子，他悄悄从后门追出来说："佛爷不灵，吃药吧。""小师傅上哪儿找药去？""你等等。"小和尚端来一碗药，给小孩儿灌下去。真是药到病除，那卡在小孩喉咙里的碎骨头化了，猎人连声向小和尚说"谢谢"。

头几回，"赛神仙"还能拿什么"病人心不诚，佛爷不来"之类的话搪塞敷衍，日子一长，人们就知道他的香灰水不顶事，有病也不找他。威灵寺的香火差不多快断了。不过求小和尚治病的人越来越多，山里的人都传说：威灵寺前门的香灰水治不了病，后门的药汤确实能治好病。起初，小和尚送药汤给病人还怕老和尚知道后打他，后来，给病人治病要紧，有时就顾不上躲避老和尚了。这天，有一个得了风湿病的樵夫来求药，他忘记走后门，直接跑到大殿上来找小和尚。老和尚这才发现香灰水失灵的原因，他气得面青眼红，恨不得揪过小和尚咬他几口才解气。可是，当着樵夫的面自知理亏，不敢发作，这么一憋气，没留神从台阶上摔了下来，一跤跌死了。

从此以后，小和尚就在大殿中正式给病人把脉看病，由于能看好病人的疾病，在山区很有名气，后来主持根据他的表现，主动让禅给小和尚，这样小和尚就接任了威灵寺主持。于是他大种治疗风湿和兽骨的药草用来给四面八方的病人治病，分文不取，并且还将药草送给远道而来的病人。这种药草是一种藤本，小叶，秋天开白花。小和尚光知道怎么栽，怎么煎药，怎么看病，就不知

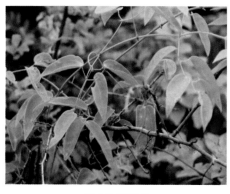

威灵仙原植物

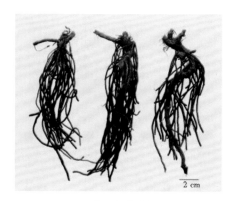

2 cm

威灵仙药材

道这草药的名字。后来，由于人们常到威灵寺来求小和尚（主持）要这种药草，这种药草治起病来真像仙草一样灵验，所以大家认为在威灵寺求仙草就叫它"威灵仙"吧。

8　重　楼

重楼来源于百合科植物云南重楼 *Paris polyphylla* Smith var. *yunnanensis* (Franch.) Hand. - Mazz. 或七叶一枝花 *Paris polyphylla* Smith var. *chinensis* (Franch.) Hara 的干燥根茎。秋季采挖，除去须根，洗净，晒干。主产于云南、贵州、广西、湖南、湖北、河南、陕西等地区的山坡林下及灌木丛林阴湿处。

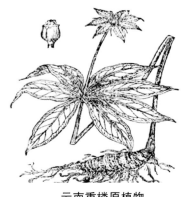

云南重楼原植物

重楼，又名七叶一枝花，叶绿色，五至十一片（通常五至七片），故名"七叶一枝花"，又因其花瓣淡黄绿色（五至七片），花丝金黄色，与茎顶轮生，看似二轮，似楼状故名"重楼"，"重楼金线"。

据传，这味草药的名字缘于一则神话故事。很久以前，浙江天目山区住着一个青年叫沈见山，父母早逝，又无兄弟姐妹，靠上山砍柴为生。一天，他在砍柴时，草丛中忽然窜出一条毒蛇，还未来得及躲避，他的小腿就被狠狠咬了一口。

不一会儿，他就昏迷在地，不省人事。说来也巧，这时天上的七仙女正好脚踏彩云来天目山天池里洗澡，看到了昏倒的沈见山，便动了恻隐之心，她们将他围成一圈，纷纷取出随身携带的罗帕盖在他的伤口周围。

更巧的是，王母娘娘这时也驾祥云到此，看到了青年的伤口和女儿们的罗帕，明白了一切，于是随手拔下头上的碧玉簪，放在七块罗帕的中央。或许是伤口得到了罗帕和碧玉簪的仙气，蛇毒很快就消散了，沈见山竟徐徐清醒过来。清醒后的一瞬间，他只听"嗖"地一阵风响，罗帕和碧玉簪一起落在了地上，即刻变成了七片翠叶托着一朵金花的野草。

他惊呆了，仿佛刚做了一场梦，又看看自己的小腿，了无伤痕，最后他想明白了，是这好看的野草治好了自己的蛇伤。

于是，下山后，他给村民们反复讲述被蛇咬伤后获救的奇异经过，并带村民上山认药。村民们推测说，这药草蕴含有仙气，能克蛇毒妖魔，故而每遇有蛇咬伤患者，都采挖此药，并获神效。当大家好奇地询问药草的名字时，沈见山想了想说："七叶一枝花"。

故后人有五言诗赞美七叶一枝花：

　　七叶一枝花，深山是我家，

　　痈肿如遇着，一似手擒拿。

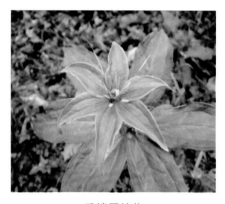
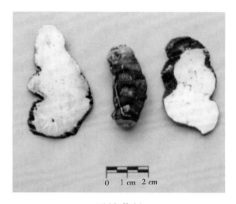

重楼原植物　　　　　　　　　　　重楼药材

9　徐长卿

　　徐长卿来源于萝藦科植物徐长卿 *Cynanchum paniculatum*（Bge.）Kitag. 的干燥根及根茎。性温，味辛，归肝、胃经。具有祛风化湿、止痛止痒的功效，主要用于风湿痹痛、胃痛胀满、牙痛、腰痛、跌扑损伤、荨麻疹、湿疹，入煎剂宜后下。体弱者慎服。

　　传说唐代贞观年间，李世民外出打猎，不小心被毒蛇咬伤，病情十分严重。御医们用了很多贵重药材，均不见效，只有张榜招贤："谁能治好皇上的病，重重有赏。"有个

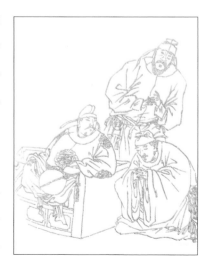

民间医生徐长卿看见榜文，便揭榜进宫为皇帝治病，徐长卿把自己采来的"蛇痫草"取三两煎好，每天两次让李世民服下，余下的药液用于外洗。第二天病情就有好转。再连服三天，症状就完全消失了。李世民高兴地说："先生名不虚传，果然药到病除，但不知所用为何药？"徐长卿听了急忙跪下，吞吞吐吐答不上话。原来李世民被蛇咬伤后，下了一道圣旨，凡是带"蛇"字的都要忌讳，谁说了带"蛇"字的话都要治罪。情急之下，站在一旁的丞相魏徵灵机一动，连忙为他解围："徐先生，这草药是不是还没有名字？"徐长卿会意，忙说："禀万岁，这草药生于野山，尚无名字，请皇上赐名。"李世民不假思索地说："是徐先生用这草药治好了朕的病，既然不知名，那就叫'徐长卿'吧，以免后人忘记。"皇帝金口玉言，说一不二，这样一传十，十传百，中草药"徐长卿"的名字也就传开了，而"蛇痫草"的原名反倒不为人知了。关于徐长卿的传说故事不止上述一个，传说在民间徐先生常用此药为百姓治疗疾病，就是一把草药，老百姓不知是什么植物，就将能治好这种疾病的草药叫"徐长卿"。至此一直流传至今。

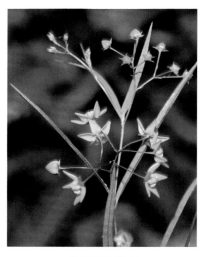

徐长卿原植物

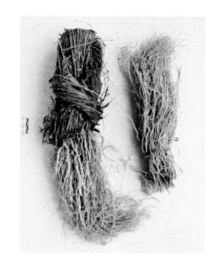

徐长卿药材

10 黄 精

黄精来源于百合科植物滇黄精 *Polygonatum kingianum* Coll. et Hemsl.、

黄精 *Polygonatum sibiricum* Red. 或多花黄精 *Polygonatum cyrtonema* Hua 的干燥根茎。主产于贵州、湖南、江西、安徽、湖北、河北、四川、广东、广西等省区。

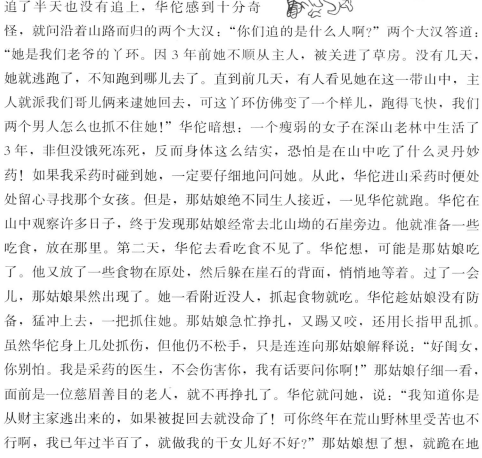

传说在两千多年以前，华佗为了寻找治疗外伤的草药来到安徽东南部的九华山采药，在山涧路上看见两个壮汉正在追赶一个十八九岁的姑娘。那姑娘腿脚很灵活在山上跑得很快，一眨眼就没影儿了，而在她后面的两个壮汉却累得气喘吁吁的，追了半天也没有追上，华佗感到十分奇怪，就问沿着山路而归的两个大汉："你们追的是什么人啊？"两个大汉答道："她是我们老爷的丫环。因 3 年前她不顺从主人，被关进了草房。没有几天，她就逃跑了，不知跑到哪儿去了。直到前几天，有人看见她在这一带山中，主人就派我们哥儿俩来逮她回去，可这丫环仿佛变了一个样儿，跑得飞快，我们两个男人怎么也抓不住她！"华佗暗想：一个瘦弱的女子在深山老林中生活了 3 年，非但没饿死冻死，反而身体这么结实，恐怕是在山中吃了什么灵丹妙药！如果我采药时碰到她，一定要仔细地问问她。从此，华佗进山采药时便处处留心寻找那个女孩。但是，那姑娘绝不同生人接近，一见华佗就跑。华佗在山中观察许多日子，终于发现那姑娘经常去北山坳的石崖旁边。他就准备一些吃食，放在那里。第二天，华佗去看吃食不见了。华佗想，可能是那姑娘吃了。他又放了一些食物在原处，然后躲在崖石的背面，悄悄地等着。过了一会儿，那姑娘果然出现了。她一看附近没人，抓起食物就吃。华佗趁姑娘没有防备，猛冲上去，一把抓住她。那姑娘急忙挣扎，又踢又咬，还用长指甲乱抓。虽然华佗身上几处抓伤，但他仍不松手，只是连连向那姑娘解释说："好闺女，你别怕。我是采药的医生，不会伤害你，我有话要问你啊！"那姑娘仔细一看，面前是一位慈眉善目的老人，就不再挣扎了。华佗就问她，说："我知道你是从财主家逃出来的，如果被捉回去就没命了！可你终年在荒山野林里受苦也不行啊，我已年过半百了，就做我的干女儿好不好？"那姑娘想了想，就跪在地上喊了一声"爹"说："你是我的再生父母。"华佗把她带回家中，当亲生女儿一样看待。过了些日子，他问姑娘："你在山里吃些什么？"姑娘回答说："什么都吃。""还吃了什么特别的东西吗？""有，有时实在找不到果实和野菜吃，就在山里挖黄鸡吃。""黄鸡是什么？""黄鸡是一种植物的根茎，样子像鸡似的。"（即黄精，又称鸡头黄精）"你领我去山上看看去。"那姑娘带领着华佗上了山，她指着树林下一片长着像竹叶样的植物茎，茎的腋间那开白绿色形似钟状花的野草说："就是挖这东西的块茎煮着吃。"华佗马上挖出这种植物块茎，只见那块茎肥大，黄白色，真像一只小黄鸡。华佗又挖出许多黄鸡，又煮又蒸分别试着给病人吃，发现果然是一味既可食用又可药用的好食材，有补脾润肺，益气养阴的作用。

后来，大概人们觉得"黄鸡"不太像药名，且易与动物鸡相混淆，就改名叫"黄精"了。也有人说这种"黄鸡"是吸取九华山地藏菩萨的精气，就叫它叫"黄精"吧。后人有诗云：

九华山里产黄精，吸取地精为臣民。
道家修炼经常吃，练就一身好功夫。
医家强调需蒸制，三蒸三晒用黄酒，
味甘性平补脾肺，益气养阴特有功。

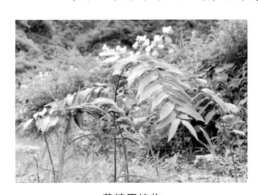
黄精原植物

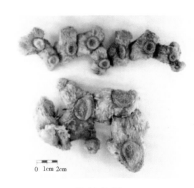
黄精药材

11　常　山

常山来源于虎耳草科植物常山 *Dichroa febrifuga* Lour. 的干燥根。秋季采挖，除去须根，洗净，晒干。主产于江西、湖北、湖南、贵州、云南、四川、广东、广西、福建及陕西等地。

传说在江西有一座大山叫常山，山下有一座破庙，庙里住着一个穷和尚。这个和尚生活没有着落，只能靠每天下山化缘讨饭吃。有一回，这个穷和尚得了疟疾，一到下午先发冷后发热，每天犯一阵。疟疾这个病得了可真难受，把和尚痛得身上无肉，简直是皮包骨头了，每天连饭都吃不到，哪有银子治病呢？他只好这么活受罪，真是可怜极了。

一天，和尚又下山化缘，快到中午了，没有讨来一口饭，他饿得肚子咕咕直叫，和尚心想，说什么也得弄点东西吃，要不下午一犯疟疾，肚子里没吃得一点东西，怎能撑得住？于是，只好硬着头皮去讨。他来到一家穷人门前，主人说："今年旱灾收成实在不好，我们也吃不上饭，刚煮了半锅野草根稀粥，谁吃了谁就吐，你要是胃口好，就吃吧。"和尚想，讨饭的哪儿能挑食啊！他饿得实在受不住了，一下吃了两碗。说也怪，他吃了这种野草根粥，一口也没吐。他走到一个大草垛旁，躺在那儿晒太阳，等着疟疾发作。谁想直到太阳落山，他不但没有犯病，而且感到浑身舒服啦。

几天后，疟疾又发作了，和尚想"上回吃了那种野草根煮的粥，病就不发了，是不是那种草根能治疟疾呀？"他急忙下山去找那位施主，见面就问："我上次在你家吃那草根粥，那种草根是从哪儿挖的呀？""那是我家不懂事的二呆子挖来的，有毒，一吃就吐。""你让你家二呆子带我去找找行吗？那草根我有用。"二呆子是这家的二儿子，有点傻里傻气。他领着和尚上了山，找到那种开着蓝花像伞一样的花序，这种植物叶对生，椭圆形，先端渐尖，基部楔形，边缘有锯齿。和尚挖些回来，在庙里煮着吃了，第二天他真没犯病。他又挖了

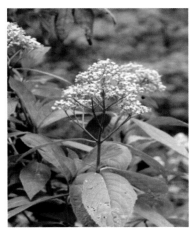

常山原植物

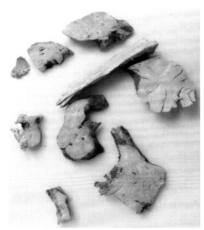

常山药材

些回来，栽在庙前庙后的空地上。和尚一连吃了十余日，疟疾病根就除了。

从此，和尚化缘时遇到疟疾病人就用这种草药给他医治，治一个好一个。于是，一传十，十传百，都说："常山破庙的和尚会治疟疾。"在江西一时间，方圆几十里内的人，都跑到破庙来求药。有的人还打听："治疟疾的草药根叫什么名字？"和尚一想这种就生长在常山及附近的山上，就说："叫它常山吧！"后人有诗云：常山如鸡骨，色黄味道苦，治疟有特效，利水能消肿。

12　续　断

续断来源于川续断科植物川续断 *Dipsacus asper* Wall. ex Henry 的干燥根。秋季采挖，除去根头和须根，用微火烘至半干，堆置"发汗"至内部变绿

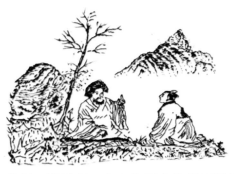

色时，再烘干。主产于重庆的涪陵，湖北的鹤峰，湖南的桑植及贵州、云南等地。

在湖南的湘西桑植县，从前有一个苗族的江湖郎中，整年整月在山区走山串乡，挖药，卖药给当地苗人治病。有一天，郎中来到山区一个苗寨，碰巧，寨里有一个小伙子突然发病死了，家里母亲正抱着他号啕大哭。郎中走过去一看，小伙子的面色不像死人，伸手按住他的手腕，发现还有一丝脉息，便问这哭啼的妇女说："他是你的儿子吗？怎么死的？"妇人答曰："是我儿子，是发高烧突然就死了。"郎中又问："儿子气绝多久啦？"妇女回答说："大约有一个时辰吧。"郎中说："你别哭了，他还有救，我尽量救活你儿子！"于是郎中就拿出药葫芦打开，倒出几粒药丹，又让人撬开小伙子牙齿用温水灌了下去。过了一会儿，小伙子睁开眼睛，喘息地说："我口很干燥，快弄点水给我喝！"他母亲赶紧端水让孩子喝。郎中对她说："我还给几粒丸子给你儿子吃，在家休息 2 天病就好了。"妇女听到儿子只要 2 天就会好后，噗的一声跪下，给郎中（苗医）磕了 3 个头，说："你真是活神仙！这起死回生的是什么药啊？"郎中答："这药叫还魂丹。"这件事一下子就传遍了整个苗寨。许多苗民要把郎中留在寨里，都纷纷求他给家里病人看病。在这个苗家山寨住有一个山

霸，他开了一个药铺，听说郎中有一种起死回生的"还魂丹"就红了眼，真是瞎子见财眼开，动了歪主意，于是在家里特地摆了酒席，请郎中过来喝酒。郎中不好拒绝，只好来到山霸家中，问道："老板找我来有事吗？""请坐，先喝口酒。"郎中说："这不明不白的酒，叫我怎么受用啊？"山霸只好直接明说："你不是会制还魂丹吗？咱们合伙开药铺吧。我保你发财。"郎中说："不，不，这丹是祖传下来救人用的，不求赚钱。"山霸又说："那你把这药方及制丹药的方法卖给我，你要多少钱我都答应。"郎中还是摇摇头，不答应。山霸顿时脸色一变，把桌子一拍："你敬酒不吃吃罚酒！哼，今天不献出药方，不告诉我制丹的方法，我就打断你两条腿！看你交不交！"郎中冷笑道："不管怎样，我是不会告诉你的，更不会卖给你的，我的药方是给病人治病的。"山霸听了气急了，一挥手，几个狗腿子就把郎中拖到院子里一阵拳打脚踢，把郎中打得死去活来，浑身是血，扔到门外。郎中忍着疼痛爬到山上，挖了一些治打伤药草吃下。一个月后，郎中为了生计又走寨卖药了。山霸心想，莫非是没有把他双腿打断？便把打手叫来吩咐一定要打断双腿，把他丢到山沟里喂狼去，这次打手们更是残忍，硬是打断了郎中的双腿，并拖着血淋淋的郎中扔到山沟里。第二天有一小伙子上山砍柴发现山沟里躺着一个人，急忙走近山沟一看，认出是好心的郎中，见他有一口气，便问："你这是怎么啦？"郎中话也说不出来，他打着手势，让小伙子背着上一个山坡，指了指一种高近二尺的植物，只见其长着羽毛状深裂叶片，茎顶上开着头状花序的紫花，用手示意叫他挖出来，小伙子明白了，当时就挖了许多药草，接着就把郎中背回家，把挖来的药草煎给郎中吃近一个月后，郎中的伤有好转。郎中便对小伙子说："我在你这儿住不下去了，会连累你的，我把这接骨治伤的几种草药传给你吧。于是带他到一个山坡旁，指着坡上一种叶片很厚的小草说："这叫景天三七。"又指着那叶片卵圆形并结有小红果的说："这叫土人参。"然后来到了一棵长着羽状复叶的树旁说："这就是接骨木。我希望你好好为我们苗家人治病。千万不要让山霸、财主们知道这种草药。"两人的话还没讲完，山霸和他的打手又来了，山霸见他还活着，便下毒手叫打手们将郎中活活打死了。郎中死后，砍柴的小伙子就按郎中的嘱托，继续给穷人治病，并把这几种草药传给了乡亲们，并取了一个药名"湘续断"（续断），也就是骨断了能再续接上的意思。从此郎中的"还魂丹"就不用了，而改用"湘续断"，这个药名一直流传至今。

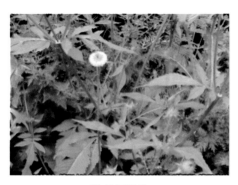

续断原植物

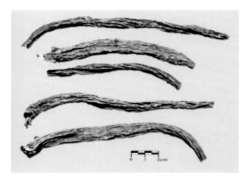

续断药材

13 葛 根

葛根为豆科植物野葛 *Pueraria lobata*（Willd.）Ohwi 的干燥根。习称野葛。秋、冬二季采挖，趁鲜切成厚片或小块，干燥。主产于湖南、湖北、河南、广东、广西、浙江、四川等地。

传说很早以前在江南的一处深山密林中，住着一位挖药老人。有一天，他听到山下有人在喊叫："救救我啊！"就伸长脖子往山沟外看，看见一个奔跑的男孩子，他攀石绕树，直跑到老人面前，"噗腾"一声便跪下来。老人吓了一跳，说道："哎呀，有话好说，你这是怎么啦？"孩子边哭边说："老爷爷，快救救我吧，他们要杀我！我是山外葛员外的儿子。"挖药老人问："谁要杀你？"孩子说："朝廷里出了奸臣，诬陷我爹私自屯兵，密谋造反，昏君信以为真，传下圣旨，命官兵把我家围住，要满门抄斩。"我爹对我说："葛家就你一根独苗，如果你要是被杀，咱们葛家就断后了，快跑吧，日后长大，能报仇就报仇，不能报仇也算留下一条根了。"我只好翻墙逃跑出来，谁知又被官兵发现，他们正在后面追我呢！求爷爷开恩啊，救我一命，就是救了葛家一门哪！"老人说："快起来，跟我走。"男孩子跟着老人到了深山一个秘密石洞，藏在里面。官兵在山上，上上下下足足搜了 3 天，也没见那孩子踪影，只好收兵回去了。这时老人带着孩子出了山洞。老人问："你有别的地方去吗？"孩子哭道："我全家人被抓，恐怕还要灭门九族，还能去投奔谁呢？老爷爷您救了我，我愿意终身侍奉爷爷。您百年之后，我就披麻戴孝。不知您老人家愿不愿意收留我?"老人说："行啊，就跟我过日子吧！还过，我是一个采药的人，每天都得爬山越岭，可不像你在家当大少爷那么舒服。"孩子说："您放心，只要能活命，什么苦我也能吃。"

从此以后，葛员外的儿子就跟着老人每天在山上采药。这位老人常常采挖一种植物的根，加工切块晒干后卖到镇上药铺去，并告诉他这根能解表退热，生津止渴。能治发热口渴，治头痛泄泻等病。

几年过去了，采药的老人死了，葛员外的儿子学会了老人寻药挖药的本领，也专门挖那种味甘的植物根，治好了许多病人，但那种味甘的药根，一直没有名字。后来有人问这种草药根叫什么，葛员外儿子想到自己的身世，就说这叫"葛根"。

所谓"葛根"就是葛家满门抄斩，只留下一条的意思。

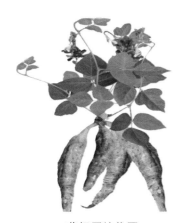

葛根原植物图

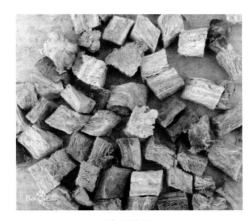

葛根药材

14 杜 仲

杜仲来源于杜仲科植物杜仲 *Eucommia ulmoides* Oliv. 的干燥树皮。性温，味甘，归肝肾经。具有补肝肾，强筋骨，安胎的功效，主要用于肾虚腰痛，筋骨无力，妊娠漏血，高血压等。湖南、湖北、四川、贵州等地均产。

杜仲为什么是人物命名呢？这里还有一个极为感人的故事。

几百年以前，湘资沅澧洞庭湖货物主要靠小木船运输，船上船员和拉纤的纤夫由于成年累月低头弯腰撑船和拉纤，以致积劳成疾，他们十有八九患上了腰腿疼痛的顽症。有一位青年纤夫，名叫杜仲，心地善良，他一心只想找到一味药能解除纤夫们的疾苦。

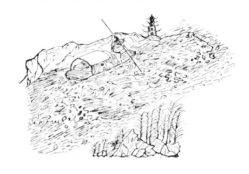

为了实现这一愿望，他告别了父母，离家上山采药。一路上他走过了潺潺溪流，也走过了荆棘丛生的陡坡。有一天，他在山坡上遇到一位采药老翁，于是满心喜悦地走上前拜见，可老翁连头也不回就走了。杜仲心急如焚，掐指一算，离家 21 天了，老母亲所备的口粮已吃光，可至今希望渺茫，于是，他又疾步追上前去拜求老翁，并诉说了纤夫们的疾苦。老翁感动得流泪，赶忙从药篓中掏出一块能治腰膝疼痛的树皮递给杜仲，指着对面高山叮嘱杜仲："山高坡陡，采药时可要小心性命！"杜仲连连道谢，拜别了老翁，沿山间险道攀登而去。半路上，他又遇到一位老樵夫，老樵夫听说杜仲要上山顶采药，连忙劝阻："孩子，想必你家还有老小，此山巅天鹅也难以飞过，猿猴也为攀登发愁，此去凶多吉少啊……"杜仲一心要为同伴解除病痛，毫不动摇，他艰辛地爬到半山腰时，只听得乌鸦悲嚎，雌鹰对着雄鹰哀啼，好像在劝其快回。杜仲身临此境，真是心慌眼花，肚子也饿得咕咕作响，突然一个倒栽葱翻滚在山间，万幸身子悬挂在一根大树枝上。过了一会，他清醒过来，发现身边正是他要的那种树皮，于是拼命地采

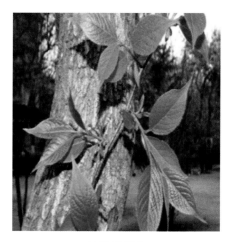

杜仲原植物

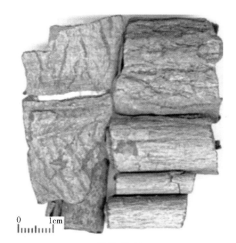

0   1cm

杜仲药材

集。但毕竟精疲力竭，又昏倒在悬崖，最后被山水冲入飘渺的八百里洞庭。

洞庭湖的纤夫们听到这一噩耗，立即寻找，找了多日，终于在洞庭湖畔一山间树林中找到了杜仲的尸体，他手上还紧紧抱着一捆采集的树皮，纤夫们含着泪水，吃完了他采集的树皮，果真，腰膝痛全好了。为了纪念杜仲，人们从此将树皮正式命名为杜仲。

15　辛　夷

辛夷来源于木兰科植物望春花 *Magnolia biondii* Pamp.、玉兰 *Magnolia denudata* Desr. 或武当玉兰 *Magnolia sprengeri* Pamp. 的干燥花蕾。主产于四川的绵阳、梓潼、青川，河南的栾川、嵩县、南召，陕西的商雒，湖南的邵阳，安徽的安庆、芜湖、六安，湖北的宜昌、巴东等地。

相传一千年以前秦朝的一个姓秦的举人，他得了一种怪病，鼻孔总是流脓流涕，腥臭难闻。这种病很讨人嫌，连他的妻子儿女都躲得远远的，秦举人在当地请过许多医生治疗，吃过不少药，都没有什么效果。他想这么活着招人嫌弃，还不如死了好，就打算寻死。这时他的一个朋友知道后找到了他，对他进行劝导：“天下这么大，本地医生治不好，何不到外边去求医治疗呢？还能顺便逛逛名山大川，看看景，散散心。”

秦举人一听言之有理，反正待在家里也跟老婆孩子怄气，于是就告别了家人，骑着马出门了。一路秦举人走了很多地方，但没有遇见一个能治好鼻脓的医生。后来，他想何不到四川去走走，既可以看到名山大川，说不定能找到一个能治疗鼻脓的医生，他来到四川南面一个夷族人居住的山区，住了下来，打听能治鼻脓的医生，经过多方打听，有一个夷民告诉他：“我家的后山有一个能治各种疾病的医生，你去找找他吧，说不定能治好你的鼻病呢！”秦举人就请夷民带路终于找到了一位年长的老医生。老医生问了他的病情，看了看说：“这种病好治，我们山区气候变化大，经常有人感冒，流脓鼻涕，简单地治治就好了。”秦举人闻之喜出意外，急忙就请他医治。

老医生就到屋前山上采了一种未开的花苞回来，煎水让秦举人服用，并告诉他：“此药服用半个月，鼻脓就会好的。”秦举人就按老医生交代服用了半个月，真的鼻子就不流脓了，鼻涕也不臭了，他十分高兴，他想应该去谢谢那位老医生，为了感谢他就送了些银两给老医生。并对老医生说这种药治鼻脓真灵，你能不能让我带些回家去，万一再犯病时就不用跑这么远求医了，如果自己不犯这种病，也可以给周围的鼻脓病人治疗。"老医生见秦举人义道，又有助人为乐的好心肠，想了一下说："我把几株树苗和一些种子送给你，你带回家去。"举人回家后，妻子和儿女见他回来十分高兴，见他鼻脓病治好了更是高兴极了。

秦举人按老医生交待栽了树苗，在地里撒下带回的种子，几年后，他家屋前屋后长满了一大片。凡有得鼻病的人，他就用这植物花苞（花蕾）给人医治。后来有人问他："这是什么树的花苞呀！叫什么名字啊？"秦举人一想，忘记问夷家的老医了，又一想这种药是从夷人那里引种来的，就把这花苞叫"辛夷"吧，那树是春天开花，就叫"望春花"吧。

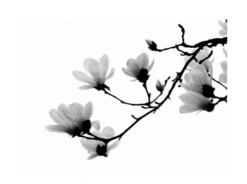
辛夷原植物

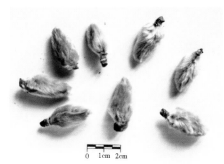
辛夷药材

16　金银花

金银花来源于忍冬科植物忍冬 *Lonicera japonica* Thunb. 的干燥花蕾或带初开的花。夏初花开放前采收，干燥。金银花主产于河南的密县、登封、巩县、莱阳，山东的平邑、费县、苍山、沂水。山银花（灰毡毛忍冬 *Lonicera macranthoides* Hand. ‒ Mazz.）主产于湖南的邵阳、怀化、衡阳、长沙等地。浙江、江西、广西、贵州亦产。

金银花因一蒂两花，黄白相映故称"二花"，"双花"，"二宝花"，又因藤茎上的叶经冬不凋谢，故称藤茎为忍冬藤，其花又称忍冬花。

关于"金银花",有过一些神话传说。

故事 1

从前，有一个村庄，庄里有一对善良的夫妻。这一年，妻子怀了双胞胎，同时生下一对可爱的女儿，两口子十分高兴，就给她们取名一个叫金花，一个叫银花。

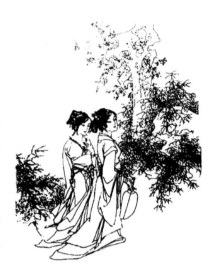

金花和银花慢慢长大了，两个人不但长得一模一样，而且形影不离，十分要好。她俩又会绣花，又会说话。爹妈很疼爱她们，乡亲、邻居们也很喜欢这对姐妹。

这一年，两姐妹都到18岁了。她俩长得像花儿一样漂亮，求亲的人一个接一个，几乎把门槛踏破。可是，姐妹俩谁也不愿出嫁，生怕从此分离。她们两个私下发誓："生愿同床，死愿同葬！"做爹妈的也拿她俩没有办法。

谁想好景不长。忽然有一天，金花得了病。这病来得又急又凶，浑身发热、起红斑，一头躺倒在床上就起不来了。爹妈也请医生给她看过。医生看了看病情，号了号脉说：

"哎呀！这是热毒病。自古以来也没有治这种病的药，只能等死了！"

银花听说姐姐的病没法治，整天守着姐姐，哭得死去活来。

金花说："离我远一点儿吧，这病传染人。"

银花说："我恨不得替姐姐得病受苦，还怕什么传不传人呢？"

金花说："我反正活不成了，妹妹还得活呀。"

银花说："姐姐怎么忘啦？咱们有誓在先：生同床、死同葬。姐姐如果有个好歹，我绝不一个人活着！"

没过几天，金花病得更重了，银花也卧床不起。她俩对爹妈说：

"我们死后，要变成专治热毒病的药草。不能让得这种病的人再像我们似的干等死了！"

后来，她们俩果真一道儿死了。乡亲们帮着父母把她俩葬在一个坟里。

转年春天，百草发芽。可这座坟上，却什么草也不长，单单生出一棵绿叶的小藤。3年过去，这小藤长得十分茂盛。到了夏天开花时，先白后黄，黄白相间。人们都觉得奇怪，想起金花和银花两姐妹临终前的话，就采花入药，用来治热毒病，果然见效。

有诗云："姊妹相依忍冬花，百姓永远感激它。疏风散热功效好，人人见了个个夸。"从此，人们就把这种藤开的花称作"金银花"。

故事 2

在民间传说中金银花是爱情的见证之花，在很久以前，有一个书生偶遇一位富家小姐，两人一见钟情，便在丫环的安排下频频约会。有一天他们在园林中散步时，发现有植物的花成对开放且清香扑鼻，两人闻香后触景生情，指花为盟，私定终身。不料，姑娘的父母知晓后，因嫌弃书生家境贫寒，就坚决不同意这门亲事，硬要将他们拆散，书生知道真相后就拼命苦读，最终考中状元，并将姑娘明媒正娶，有情人终成眷属。从此，他们把定情之花栽得满院皆是，这种花就是金银花。后人有诗云："天地升阳夏日长，金银两宝结鸳鸯，山盟不以风霜改，处处同心岁岁香。"因此，人们又称它为"鸳鸯花"。

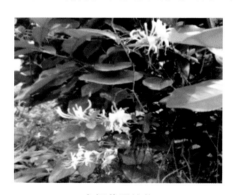

金银花原植物

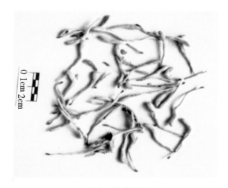

0 1 cm 2cm

金银花药材

17 女贞子

女贞子来源于木犀科植物女贞 *Ligustrum lucidum* Ait 的干燥成熟果实。主产于浙江、江苏、湖南、江西、福建等省。

从前有个善良的姑娘叫贞子，后来嫁给一个老实的农夫，两人十分恩爱。

那时候经常打仗，贞子的丈夫有一次被抓了兵。新婚的夫妻哪里舍得分开，临别的时候贞子哭得死去活来，她对丈夫说：

"你可一定要保重，我等你回来！"

丈夫说："你放心吧，我一定回来！"

可是，丈夫一走就没有音信。贞子一个人万分凄凉，一直熬了 3 年。

一天，同村有个当兵的捎信回来说，听人讲，贞子的丈夫已经死了。

贞子闻听，当时就昏死过去了。邻人把她抢救过来后，她一连十几天不吃不喝，只是哭。可怜她本来就很虚弱的身子，如今只剩下一丝儿游气了。

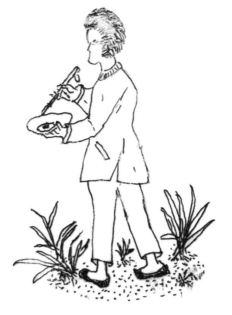

隔壁有个二姐，很心疼贞子，常来照顾她。一天，贞子睁开眼睛拉着隔壁二姐的手哭道："好姐姐，眼看我就不行了！我没父没母，没儿没女，你能答应我一件事吗？"

隔壁二姐说："好妹妹，什么事？你说吧！"

贞子说："我死后，你就在我坟前栽一棵冬青树。万一他回来找我，这棵树能表明我的心意！"

隔壁二姐含着泪，点头答应了。

不久，贞子就死了。隔壁二姐大哭一场，在贞子坟前栽了一棵冬青。几年过去，冬青树枝繁叶茂。

一天，贞子的丈夫突然回了家。隔壁二姐把贞子生前的情形讲了一遍，并把他带到了贞子的坟前。当贞子的丈夫走近冬青树时，仿佛看见妻子向他表示："我对你的心意，就像这冬青树一样永远不变。"他再也忍不住了，一头扑在坟上，直哭了 3 天 3 夜，泪水洒湿了冬青树。丈夫因为伤心过度，从此竟得了阴虚内热、头晕目眩的病。

说也奇怪，贞子坟前的冬青树被泪水淋过后，忽然开花了，不久还结出了

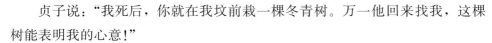

许多豆粒大的果子。

村里的人都很奇怪，冬青树从不开花结果啊，这是怎么回事呢？大家传来传去，有人说冬青树准是成了仙，变成另一种树了。一些爱查事的人还跑到坟前来看，果然发现这树的叶子也和别的冬青不一样。这么一来，人们就都说贞子死后成仙了，她坟上的树也成了仙树。这事被贞子的丈夫知道后，他也到坟前来看，他看到满树是小果子，心里一动：

"莫非这棵树真得了妻子的仙气不成？那么，吃了这果子不是也能成仙吗？那就能和贞子见面了。"

想到这儿，他摘下果子就吃。可他吃了几天也没成仙，更没见到贞子。不过，他身上的病却慢慢好了。

于是，人们知道贞子坟前的树是药，它的果子有补肾益肝的功效。从此，种药的就拿它的种子去栽种，还给它取了一个名字，叫"女贞子"。后人有诗云：

女贞品格木樨魂，树高绿堆云。

日月常伴、晴雪纷纷，

迎来硕果、甸甸沉沉。

城市农村喜种植，深映各家门。

果实肾形、气香味甘，

滋补肝肾、眼明耳聪。

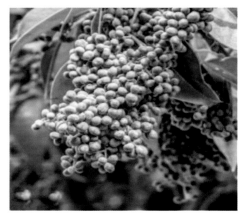

女贞子原植物

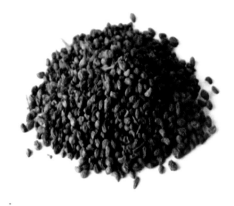

女贞子药材

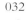

18　决明子

决明子来源于豆科植物决明 *Cassia obtusifolia* L. 或小决明 *Cassia tora* L. 的干燥成熟种子。秋季采收成熟果实，晒干，打下种子，除去杂质。主产于安徽、浙江、广西、广东、四川等省区，江西、湖南亦产。

"愚翁八十目不瞑，日数蝇头夜点星，并非生得好眼力，只缘长年饮决明。"这首诗是一名老秀才所写。相传，这位老秀才还不到 60 岁就患了眼病，两眼都失明，成了"光眼瞎"，走路还要拄手杖，人们都叫他"瞎秀才"。

有一天江西樟树的药商从他门前经过，见门前有十几株长着羽状复叶，开着黄花的野草，他觉得十分好看，就问这个野草买不买？老秀才反过来问："你给多少钱？"药商说："你要多少钱我就给多少钱，都买下。"老秀才心想，这十几株野草，还挺值钱，就说："我不卖"。药商见他不卖就走了。

过了十几天，这个药商又来了，仍是要买那十几株野草。这时候瞎秀才门前野草已长到 3 尺多高了，茎上顶端叶腋间开满了金黄色花，在绿叶扶衬下显得十分好看。老秀才听药商又要买，认为这种野草必有好的价格，否则他为什么要买呢？老秀才仍然舍不得卖。

秋天到了，这十几株野草结了许多长条形共荚果，内有种子多粒，近圆形，似"马蹄"状，灰绿色，有光泽。老秀才一闻微有香气，吃之微苦，认为准是一种好药，就每天用手抓一小把泡水喝。日子过得较快，又进入初冬了，瞎秀才眼睛慢慢看得见东西了，走路也不用拄手杖了。他又吃 1 个月，眼病全

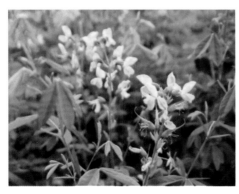

决明子原植物

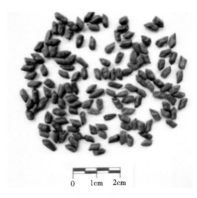

决明子药材

上篇　中药故事和传说

好了。这时已近深冬季节，有一天，药商第三次经过他家门口收购当地药材，见那些野草不见了，问老秀才："你家野草上结的种子你卖了？""没有"，老秀才就把这种野草种子能治眼病的事说了一遍，药商听后说："这种植物的种子叫'草决明'，能治多种眼病，长期服用能清肝明目，还可润肠通便。"老秀才听后就在家门前种了许多，并赠送种子给周围乡邻要他们也种植，还告诉他们可以长期用来泡茶喝。老秀才由于长年饮决明子泡茶喝，一直活到80余岁，还眼明耳聪，健康得很呢。

19 佛 手

佛手来源于芸香科植物佛手 *Citrusmedica* L. var. *sarcodactylis* Swingle 的干燥果实，又名五指柑。主产于广东、广西、四川、云南等地。

相传很早以前，在浙江省金华市罗店一座高山脚下，住着独户一家，母子两人。母亲年迈多病，终日双手抱胸，自觉胸腹胀痛，愁眉不展。儿子孝顺为了给母亲治病，四处求治但无效。

一天夜里，孝顺梦见一位美丽的仙女，赐给一个如仙女玉手的果子，给母亲一闻，病就好了。

孝顺下决心要寻找那仙女玉手般的果子，天一亮就出发。傍晚，翻山越岭一整天的孝顺感到筋疲力尽，坐在山路旁一块岩石上歇息，忽然一只小青蛙跳到他面前，呱呱叫起来，仔细一听，那声调是："金华山上有金果，金果能救你老母。明晚子时山门口，大好时机莫错过！"

第二天午夜，孝顺爬上金华山顶，顺利地进了山门，只见金花遍地，金果满枝，金光耀眼，一位佳丽女子飘然而来！孝顺定睛一瞧，正是梦中所见的那位仙女，喜出望外，恳求赐给一只玉手般的果子！仙女道："你的孝心可嘉，送'天桔'一只，给母亲治病。"孝顺在谢仙女的同时要求再送一株"天桔"苗。以便让妈妈天天闻到"天桔"之香气，永解病痛。仙女给了他一株"天桔"苗。

孝顺将"天桔"给母亲服用。果显神效，母亲的胸腹胀痛病就好了。母子俩喜悦满怀，把辛勤培植起来的"天桔"苗传遍山村。乡亲们认定"仙女"就是救世观音，"天桔"就是观音的玉手，因此称为"佛手"。

金华佛手既是欣赏盆景，又是一味常用中药。现代药理研究，本品含挥发油、黄酮苷等。性味辛、苦、温。归肝、脾、肺经。既有行气止痛之效，又有和胃化痰之功。既可单味泡开水当茶饮，又能配伍其他中药煎服。用于肝郁气滞所致的胁肋胀痛、胸腹痞满、食欲不振等症，配伍木香、青皮等同用效果明显。对湿痰停聚的喘咳胸闷、痰多之症，可与半夏、茯苓等配伍效佳。

为什么叫佛手而不叫其他手呢？现已无从考证了，也许它果实长得奇特，不同于一般手的缘故罢了，或许因为它颇具有药效，与佛家普救众生有些特征联系的缘故，总之很难说准。

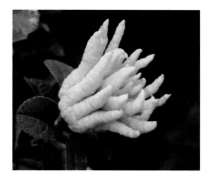
佛手原植物

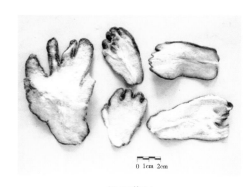
佛手药材

20　吴茱萸

吴茱萸来源于芸香科植物吴茱萸 *Euodia rutaecarpa*（Juss.）Benth.、石虎 *Euodia rutaecarpa*（Juss.）Benth. var. *officinalis*（Dode）Huang 或疏毛吴茱萸 *Euodia rutaecarpa*（Juss.）Benth. var. *bodinieri*（Dode）Huang 的干燥近成熟果实。主产于湖南湘西、怀化，贵州铜仁、镇远，广西凌云、乐业等地。

据说，"吴茱萸"在春秋时代原名"吴萸"。它产在吴国，是一味止痛良药。

当时，吴国和邻近的楚国相比，还算小国，小国就得向大国进贡。这一年，吴国的贡品之中就有吴萸。谁想楚王一见，竟大发雷霆："小小的吴国，胆敢把以国命名的东西当贡品，这不是看不起堂堂的楚国吗？拿回去，不收！"

吴国的使者愣住了。这时，有位姓朱的楚国大夫，急忙对楚王说："吴茱萸能治寒腹疼，还能止吐止泻。吴王听说大王有腹痛的老病，才选来进贡的。如果拒绝接受，那不就伤了两国的和气吗？"

"胡说。"楚王喝道，"我用不着什么'吴茱萸'！我们的国家也不需要。"

吴国的使臣又羞又气，退出王宫。朱大夫追出来说："请你不要生气，就把吴茱萸留给我吧，楚王早晚会用上它的。"

吴使就把吴茱萸给了朱大夫，朱大夫拿到家中，栽在院内，还命人精心管理。

吴使回国后，吴王一听楚王这么无礼，就同楚国断了交。

几年过后，吴茱萸在朱大夫家中生长得十分茂盛，已经有一大片了。朱大夫知道，这种草的果实需在未成熟的时候入药，所以，他命人及时采摘，晾干收藏，保存了许多。有一天，楚王忽然旧病复发，肚子痛得直冒虚汗。朝中的大夫都急坏了，可是谁也没有办法治。

朱大夫急忙用吴茱萸煎汤，献给楚王。楚王连吃了几剂，肚子不痛了，再吃几剂，病全好了。楚王就问朱大夫："你给我送来的是什么药啊？"朱大夫说："这就是那一年吴国进贡的吴茱萸。"

这时，楚王才后悔不该那样对待吴国。他一面派人与吴国和好，一面命人大种吴茱萸。

有一年秋天，楚国流行起瘟病来了。许多百姓上吐下泻，有的甚至活活病死了。楚王急忙传旨，命令朱大夫配药救民。朱大夫以吴茱萸为主制药，救活了许多快死的病人。

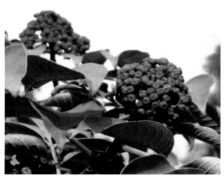

吴茱萸原植物

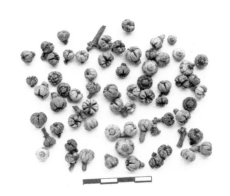

吴茱萸药材

楚王为了让人们记住朱大夫的功劳，就传旨把"吴萸"更名为"吴朱萸"。后来，人们为了标明这是一种草，又把"吴朱萸"的"朱"字，加了草头，写成了"吴茱萸"。后人有诗云："郎中治病用吴萸，救治许多重病人，楚王传旨褒奖他，更名此药吴茱萸。"

21　使君子

使君子来源于使君子科植物使君子 *Quisqualis indica* L. 的干燥成熟果实。秋季果皮变紫黑色时采收，除去杂质，干燥。主产于四川合川、铜梁，福建邵武、莆田，广东连县（今连州市）、罗定，广西百色、桂林及江西等地。

北宋年间，潘州（今四川松潘一带）有位叫郭使君的郎中，精通医药，深受乡邻尊敬。

一天郭使君又去采药，在灌木丛中突然被一种结在藤本状植物上的果实所吸引，遂摘下几粒细心观察，只见其形如山栀，但棱瓣深而两头尖；亦似诃子，但体轻而内含仁。去壳尝之，味甘淡气芳香，郭使君正在深思，一位过路的樵夫告诉他，此物我们谓其"留求子"，无多大用处。使君并不以为然，又摘下一些带回家中潜心研究。

过了两天，郭使君见采回的留求子尚未干透，恐其发霉，便放在锅中炙炒。一会儿，一股芳香之气逸散出来，诱得年仅5岁的孙儿小宝也嚷着要吃，使君无奈，只得捡炒熟了的给了他四五枚。次日晨，小宝大便时竟屙出了几条蛔虫，午饭也吃得比平日香。使君顿觉蹊跷，即想到留求，于是又将那炒好的留求子拿出十余枚让小宝吃，不料未到一个时辰，只见小宝一个劲地打嗝，还伴着呕吐。郭使君一时慌了，忙用生姜、陈皮等解毒止呕药给小宝服。经过认真分析，方知逾量。次日他减半给小宝吃，又顺利地屙出数条蛔虫。此后郭使君用留求子进行反复试验，在临证中，凡遇诸种源于虫、疳积的病孩，都只使用留求子一味，数量视其年龄配给，若遇体质强的儿童，就按其年龄多给一二枚，反之酌减。在几年的时间里，共用去留求子担余。

由于他娴熟的医道及求实的医德，把留求子用到出神入化的地步，四方求医者络绎不绝，症候消除者十有八九。郭使君也被四邻誉为"哑科"（儿科）名医，就连留求子也被乡邻以郭使君的名字而谓之。从那以后，在民间，凡是欲给小孩驱虫，人们最先想到的就是使君子，而留求子却鲜为人知。

后人有诗云：

人道潘州郭使君，曾携此药百家行，

一丛治得瘔积后，医苑千家扬美名。

一千多年来，经过历代医药学家的不断补充和完善，使君子的用途更加广泛，它不但适用于儿童，也适用于老年人及成人，不但驱除蛔虫、蛲虫效佳，而且对蚯蚓、蚂蟥等虫有较强驱除力。在服用方法上，《本草纲目》载"七生七煨食"，《岭南采药录》有"生食太多，令人发呃逆……一日不止者，惟用其壳蒸水饮之，即止"的论述。关于使君子的功效、作用，《中国药典》已有收载。

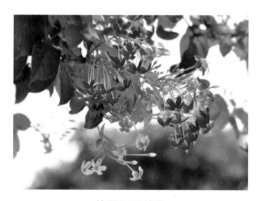

使君子原植物

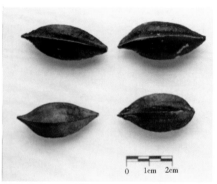

使君子药材

22 菟丝子

菟丝子来源于旋花科植物南方菟丝子 *Cuscuta australis* R. Br. 或菟丝子 *Cuscuta chinensis* Lam. 的干燥成熟种子。全国各地均有生长，主产于山东、河北、山西、辽宁、河北、湖北、湖南、江西等地。

相传，有一天，给财主家干活长工失手把一只白玉兔的腰脊打伤，白玉兔躺在地上跑不动了。这时长工很着急，他怕财主发现了扣工钱，就偷偷把那只兔子藏在屋后的黄豆地里。可财主在家还是发现少了一只兔，非逼长工赔钱不可。长工没办法，只好到屋后的黄豆地，想把那只受伤的兔子抱回去。这时他看见那白玉兔正在地里东钻西跑地寻找着什么东西吃着。长工很奇怪，明明把它打伤了，怎么还没死呢？长工急急忙忙去提，那只兔子又蹦又跳，费了九牛二虎之力，才捉住。长工仔细一看，兔子一点儿也不像受过伤的样子。长工越想越奇怪。后来，在好奇心的驱使下，长工故意打伤一只灰毛兔子扔到黄豆地中。过了几天，他看见那只地里的灰毛兔的伤也好了。长工回家后把这件怪事告诉了他爹。他爹曾经被财主打伤了后腰，已经

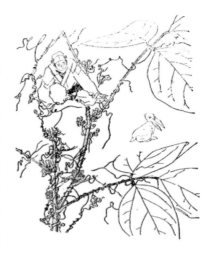

在床上躺了好几年了，一听这事，忙对儿子说："你再去试试，看兔子吃了啥东西，说不定是神果接骨丹呢。"长工按照他爹的吩咐，又打伤一只兔子，放在长有黄豆的地里。这回，他自己站在一边仔细看着。只见那受伤的兔子无法爬起来走动，连高处的黄豆叶子吃不到，只好伸着脖子啃那些缠绕在豆秸上的一种野生无根黄丝藤上的果实及种子。五六天后，兔子的腰伤就这么养好了。长工就采了一些黄丝藤及藤上结的果实及种子，回家交给爹，老人家看了看，说："这是黄豆地里的一种杂草，这种杂草最爱寄生在黄豆、黑豆上，它在豆类植物上缠绕来缠绕去，吸取营养，会把大遍黄豆缠死。这难道会是什么'仙草'不成？既然能治兔子的腰伤，没准儿也能治人的腰伤，你快去多采些回把种子给熬汤吃吃看。"儿子从黄豆地采了很多黄丝藤上的种子，洗尽泥沙后置火

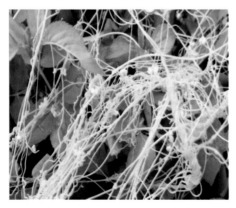

菟丝子原植物

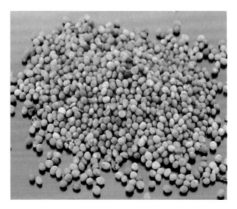

菟丝子原药材

罐中煎熬，然后将汤端给了他爹喝，他爹连续 7 天喝了儿子自制的汤药，没有几天就从床上可以坐起来，又过了几天，可以下地走动了，一个月以后竟能下地干农活了。爹儿俩非常高兴，断定这种黄丝藤上的种子可以治疗腰伤，腰痛。

后来，长工干脆不给财主家养兔子及干杂活了。他回家后就专门采药，制药，当上了专治腰病的医生。住在村里村外的知道了长工能治腰损腰伤，都纷纷上来求医。后来，人们问起这种药草的名字，他想这种藤草首先治好的是兔子，就叫"兔丝子"吧。"兔丝子"就这样得名。后来，有人在"兔"字上加了草头，写成了"菟丝子"。此物藤茎蔓生细小，如网状缠绕，喜寄生豆类等物上吸取他物营养，俗称"黄网子""黄丝子""缠龙子"。野兔喜其下窜来跑去，抓吃豆叶及"黄网子"的果实和种子，因而得名。

23　蛇床子

蛇床子来源于伞形科植物蛇床 *Cnidum monnieri*（L.）Cuss. 的干燥成熟果实。主产于河北、山东、浙江、江苏，以及湖南、湖北、山西、陕西等地。

从前，有一个村子流行一种怪病，病人的汗毛孔长鸡皮疙瘩，痒得不停地搔抓，抓得鲜血淋淋还不止痒。这种病还传染很快，不要说穿病人的衣服，躺病人的床会染上病，就是病人搔抓时飞起的碎皮落在好人的皮肤上，好人也会犯病。没过几天，全村的人都被传染了，吃什么药，抹什么药也无济事。后来一医生说："在百里之外有一个海岛，听说那岛上有一种长着羽毛样的叶子，开着伞房花序的草药，用它的种子熬水洗澡，可以治这种病。不过，谁也没有办法采到它，因为岛上全是毒蛇。"大伙听了，只好叹气。有一个青年说："一定要采到这种治病的药草！"于是他背上干粮，划船出海了，但他走了很久，也没回来。接着又有一个青年去岛上采这种草药，可他离开村子，也同样失去音信。

这两个青年人大概被蛇咬伤后吃了。因此，人们全都打消了去蛇岛采药的念头。可是，得痒病的人，痒劲一上来，真让人难受，搔来抓去，有的人抓破了皮肉都露了出来，有的人伤口流脓，变成了大疮。眼看全村人都在受这种怪病的折磨，第三个青年咬咬牙说："我非把这种治病的草药采回来不可！"村里的老人们不忍为了他们再失去一个青年人，对他说："算啦，身子痒就强忍着吧，要去蛇岛可就没命了！"

青年人说："事在人为，我就不相信没有办法治服毒蛇！"他离开了村子但没有径直去蛇岛，他首先是四处寻访善治毒蛇的能手。有一天，青年人来到海边的一座大山，山上有座尼姑庵，庵里有一个百多岁的老尼姑。人们传说，老尼姑年轻时曾到蛇岛上取过蛇胆配药。青年就找到尼姑庵，问老尼姑用什么办法能上蛇岛，治服毒蛇。老尼姑说："毒蛇虽然凶恶，却怕雄黄酒。你在端午节这天的午时上岛，见毒蛇就洒雄黄酒，毒蛇闻到雄黄酒味都会避开你。"

青年谢过老尼姑，带上雄黄酒就出海了。他把船划到蛇岛附近抛下锚，一直等到端午节正午时才靠岸。只见处处是蛇，有白花的，有带金黄色的，有几尺长的，有碗口粗的，伸着头望着青年，这青年为了治病救人，毫不畏惧，直朝岛上走去，并一路洒着雄黄酒，有的蛇闻到雄黄酒就逃了，有的就盘成圈不动了，他急忙从毒蛇的身子底下挖了许多长得像羽毛叶的开着伞形花序的植物。然后开船从蛇岛返回海岸。这位青年不但找到了用雄黄酒制服毒蛇的好方法，还为乡亲们采回了治病草药。他把草药的果实煎成水，让村里的人洗澡。人们用这种带果实的草药洗过几次后痒病就好了。后来大伙把这种草药的果实种植在村里路旁或山上，留着日后治疗疥疮，湿疹。因为这种药草是毒蛇身底下采来的，所以叫"蛇床"，它的果实细小，似种子，就叫"蛇床子"。

后人有诗赞美云：

知难而进三青年，蛇岛采药不畏艰。

战胜毒蛇千万条，为治村民谱新篇。

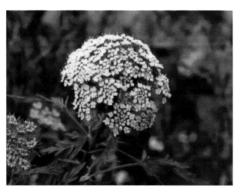

蛇床子原植物

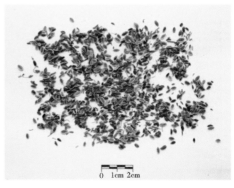

蛇床子药材

24　车前草

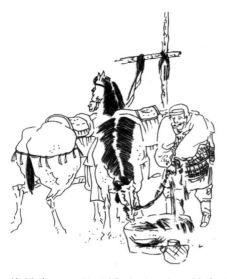

车前草来源于车前科植物车前 *Plantago asiatica* L. 或平车前 *Plantago depressa* Willd. 的干燥全草。性寒，味甘，归肝、肾、肺、小肠经。具有清热利尿、祛痰、凉血、解毒的功效。用于水肿尿少、热淋涩通、痈肿疮毒等。为盛夏清热利尿的良药。肾虚精滑者慎用。全国各地均产。

传说在西汉有一位名将叫马武，一次，他率军队去戍边征战，被敌军围困在一个荒无人烟的地方。时值六月，那里酷热异常，又遇天旱无雨。由于缺食少水，人和战马饿死、渴死的不少。当时在军队里有很多人的小肚子胀得像鼓一般，痛苦不堪，尿像血一样红，小便时刺痛难忍，点点滴滴尿不出来。很多战马撒尿时也嘶鸣挣扎。军医诊断为尿血证，需要清热利水的药物治疗，但因无药，大家都束手无策。

马武有个马夫，名叫张勇，张勇和他分管的 3 匹马同样也患了尿血证，人和马都十分痛苦。一天，张勇忽然发现他的 3 匹马都不尿血了，马的精神也大为好转，这一奇怪的现象引起了张勇的注意，他便盯紧着马的活动。原来马啃

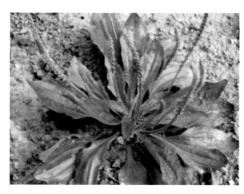

车前

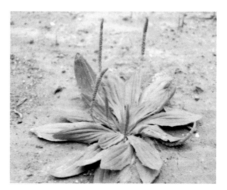

平车前

食了附近地面生长的牛耳形的野草。他灵机一动，心想大概是马吃了这种草治好了病，不妨我也拔些来试试看，于是，他拔了一些草，煎水一连服了几天，感到身体舒服多了，小便也正常了。

张勇把这一偶然发现报告了马武，马武大喜，立即号令全军吃"牛耳草"。几天之后，人和马都治好了。马武问张勇："牛耳草在什么地方采集到的？"张勇向前一指："将军，那不是吗？就在大车前面。"马武哈哈大笑："真乃天助我也，好个车前草！"此后，车前草治病的美名就传开了。

25 仙鹤草

仙鹤草为蔷薇科植物龙芽草 *Agrimonia pilosa* Ledeb. 干燥地上部分。主产于浙江、江苏、湖北、湖南、江西、福建等地。

仙鹤草原名"龙芽草"始载于《图经本草》。为何改名叫仙鹤草呢？这里有一个有趣的传说。

很早以前的一个夏天，在长沙有2个秀才，在岳麓书院读书，为了取得功名报效国家，两人决定赶考，他们生怕误了考期，一路不停地赶路，都累得体虚气短了。这天，走了一天一没有逢着村，二没遇上店，走来走去，走到黄河旁一片沙滩。他们又渴又饿，还不适应北方气候，却又无处歇脚。其中一个秀才更不适应河南的干燥气候，由于劳累身体上火了，突然鼻孔里流血不止，把另一个秀才吓慌了，急忙把携带的旧书撕成条状，卷成筒儿去塞朋友的鼻孔。可是塞住了鼻子，血又顺嘴往外流，这个秀才真没主意："这可怎么办啊，能有点水喝就好了，到哪里去找水？"另一个秀才说："这不比长沙，有山、有水、有草地、有树林休息一下多舒服啊！真是老人讲的在家千日好，出外时时难，这里四周除了黄沙什么都没有。"正当他们无奈时唰地一声有几只仙鹤从他们头顶飞过。口鼻流血的秀才羡慕地张开两臂，喊道：仙鹤慢点，借你翅膀用用，让我快飞出这个鬼地方吧！"仙鹤听到喊声受了惊吓，嘴里叼着的一根野草掉落下来。另一个秀才笑着捡了起来，说："翅膀借不来，先拿仙鹤掉下来的草放入口中润润嗓子吧。"口鼻冒血的秀才忙接过野草放进嘴里嚼起夹。说也奇怪，嚼了一会儿，口鼻出血止住。两人高兴极了："哈哈，仙鹤送仙草来了！"

两人经过十几天艰辛跋涉赶到了京城，参加了考试，没过2个月，快马送来喜报，一个考中了榜眼，另一个考上了探花，后来，他俩做了官，真是惟楚有材、于斯为盛，两人碰到一起想起了在河南那片沙滩的遭遇，都想再找到那种能止血的药草，以后可以为穷人止血治病啊！于是两人问了湘楚大地许多郎中，没有一个知道这种草药的。他们又到民间去问农夫，并告诉农夫："是种茎秆上长有羽毛状一样的叶子。"并画出图请农夫寻找。就这样农夫就在路旁，田边找到了这种茎上长着羽毛状叶（奇数羽状复叶）开黄花的药草。农夫讲这药草确有止血作用。两秀才齐声说："为了纪念送药的仙鹤，就把这种药草取名叫'仙鹤草'，把它写进药书里，让中国人都知道，它能收敛止血。"

《图经本草》以后本草著作都有收载，《中华人民共和国药典》也作了收载。

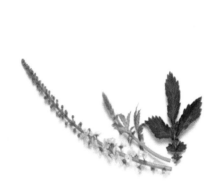

仙鹤草原植物

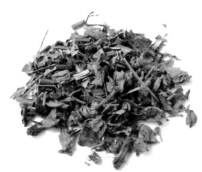

仙鹤草药材

26 金钱草

金钱草来源于报春花科植物过路黄 *Lysimachia christinae* Hance 的干燥全草。夏、秋二季采收，除去杂质，晒干。主产于四川、江苏、陕西、安徽、浙江等地。

从前，有一对恩爱的乡下夫妻，结婚五年，育有一子，日子一直过得幸福美满。可是有一天，年轻的丈夫突然患肋腹剧痛死去了。妻子为此痛不欲生，但又觉得丈夫死得蹊跷，于是请来一方名医查找丈夫的死因。医生对死者进行了剖腹，最终从胆囊里取出了一块小石头，并断定是这石头作祟，"疼"死了病人。妻子深深怀念丈夫，便把这石头放在一个用丝织成的网兜里，整日带在身边。那年夏天，她为家计每天上山砍柴，半个月下来，忧郁加疲劳使她累倒了。看着年幼的孩子，又思念起了病故的丈夫，在悲伤中，她不由得又掏出了小石头抚摸，可她却惊奇地发现石头比以前小了许多。她百思不得其解，立即去请教医生。医生问罢又思忖良久，怀疑她砍柴时遇到了能消石的药草，于是和她一起上山去寻个究竟。他们发现：在她长期砍柴的地方长满了圆状、开淡紫色小花的绿叶植物，并最终确定就是这种草使石头缩小了。后来医生遇到同类病人反复验证，都十分见效。那年代，区区药草能医如此重症实属罕见，而那亡夫妻子的痴情更是珍贵，贵于金钱啊，于是医生把药草唤作"金钱草"。

　　这个感人的故事后来一直流传下来，金钱草也在民间广为应用，且治病范围不断扩大。到清代，医药学家赵学敏将其收入了《纲目拾遗》中。其实金钱草是一种普通又价廉的多年生草本植物，属报春花科过路黄的全草，药源广泛。其性味甘淡微寒，归肝、胆、肾、膀胱诸经，有除湿退黄、利尿解毒之功，尤能化石排石。

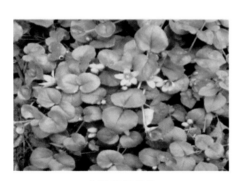
金钱草原植物

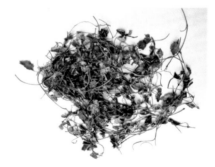
金钱草药材

27　佩兰与广藿香

　　佩兰为菊科植物佩兰 *Eupatorium fortunei* Turcz. 的干燥地上部分。夏、秋二季分两次采割，除去杂质，晒干。

　　广藿香为唇形科植物广藿香 *Pogostemon cablin* （Blanco）Benth. 的干燥地上部分。枝叶茂盛时采割，日晒夜闷，反复至干。

传说在江南的湖南与广东边界的边远山区流传着一个藿香与佩兰的故事。

从前，有一户人家，哥哥被抓去当兵了，家里只有姑嫂二人，嫂子叫佩兰，小姑叫藿香，佩兰十分疼爱妹妹藿香，而妹妹也很体贴嫂子。两人每天一起下田干农活，又一块儿操持家务，养鸡，种菜。几年里她们从来没有闹过一回别扭，日子过得十分和美。

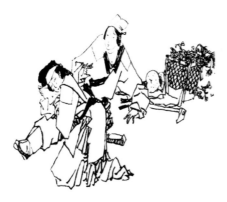

一年夏天，嫂子在田间劳作不幸中了暑热，只觉得头痛头晕，全身无力，心悸恶心，想吐，藿香急忙把嫂子扶回家，扶到床上躺着，说："哥哥在家时教咱们认识过两种祛暑解热的药草，让我上山去挖些回来，煎汤给你喝吧！""那可不成！"佩兰拉住妹妹的手："你才十七八岁，怎么能让你一个人出门上山去挖药啊！"藿香一心想给嫂子治病，不管嫂子怎么劝说，还是换上了哥哥的旧衣裳，女扮男装，上山挖药去了。

佩兰唯恐妹妹有什么闪失，两眼紧盯着房门外，一直盼到天黑了，才看见妹妹的身影。佩兰才松了一口气，却又猛地吓呆了，只见妹妹面色苍白，两眼发直，四肢无力，一迈进门槛后就倒在地上。佩兰挣扎着身子忙下床去搀藿香，说："妹妹呀，你这是怎么啦？"藿香有气无力地说："我被毒蛇咬了。"嫂子听了吓得没魂似的，急问："毒蛇咬了哪儿？""这儿……"藿香说着指了指脚。佩兰赶紧扒了藿香的鞋袜，看见妹妹的脚又红又肿，小腿也肿胀得变粗了。"哎唷，这怎么办啊，得把毒水挤出来才成啊，怕是晚了。"佩兰急忙把妹妹被蛇咬伤的脚抱起来，自己的嘴凑近脚面伤口一口一口地吸吮毒汁。"嫂子，你会中毒的！"藿香哭着推开嫂子。佩兰紧握住妹妹被咬伤的小腿，说道："要死咱俩一块儿死，能活咱俩一块儿活。没有妹妹，我一个人活着还有什么意思呢？"

第二天，邻居们发现这姑嫂二人都躺在地上，急忙抢救。可是，藿香已经死了，佩兰也只剩下一口气。佩兰叫乡邻从身边小筐里拿出两株药草，哭着说：乡亲们啊，妹妹是为我上山挖这两种药草中暑而死啊，这两种草药是我们家祖传下来治疗暑热的，可是这两种药草一直没有名字，只知道这圆叶粗茎的

中药传奇

能祛暑湿，治疗头痛发热，腹胀胸闷，还能止呕止泻，就叫"藿香"吧，另一种叶对生细茎的，主治暑湿内阻，头昏呕吐，这种就叫"佩兰"吧。话一说完，佩兰也咽了气。乡村的邻居们无不感动，大家把姑嫂二人埋葬后，又将这两种祛暑的药草在村子周围培植起来。

从此，人们一看到藿香和佩兰这两种药草就想起当年村里那一对感情深厚的姑嫂。

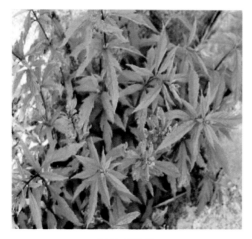

佩兰原植物

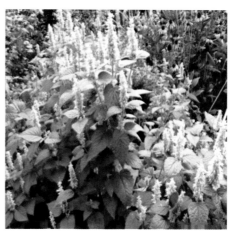

广藿香原植物

28　茵　陈

茵陈来源于菊科植物滨蒿 *Artemisia scoparia* Waldst. et Kit. 或茵陈蒿 *Artemisia capillaris* Thunb. 的干燥地上部分。春季幼苗高 6～10cm 时采收或秋季花蕾长成时采割，除去杂质及老茎，晒干。春季采收的习称"绵茵陈"，秋季采割的称"茵陈蒿"。主产于安徽（习称绵茵陈）、陕西（习称西茵陈）、湖北、河南、河北、江苏、江西等地。

相传在很早以前，有一个得了肝脏病的人，他面色蜡黄，眼睛深凹，瘦得皮包骨一般。这天他拄着拐杖，一步一哼地来到华佗住处便说："郎中，请你给我治治病吧。"华佗见病人得的是黄痨病（即肝脏病），皱一皱眉摇了摇头说："眼下医生们都还没有找到治疗黄痨病的好办法，我对这种病也是无能为力呀！"病人见华佗也不能治好他的病，只好愁眉苦脸地走回家等死了。半年后的一天，华佗外出行医又碰见了那个人，他万万没有想到这个病人不但没有死，反倒变得身强体壮，满面红光了。华佗大吃一惊，急忙问道："你这病是哪位郎中（医生）治好的？快告诉我，让我去跟他学学吧！"那人回答说："我哪里有钱再请郎中看病，我的病是自己自然好的。"华佗不信："哪有这种事！你准是吃过什么药了吧？""药也没有吃过。""这可就怪了！""因为闹春荒没有粮食吃，我就吃了不少野菜。""这就对啦！那草就是药，你吃了多少天？""大概1个月左右。""吃的是什么草啊？""我也说不清楚。""你领我看看去。""好吧。"他们走到山坡上，那人指着一片绿油油的野草说："就是这个。"华佗一看说道："这不就是青蒿吗，莫非真能治黄痨病？嗯，先采集点回去试试看。"于是，华佗就把采集到的青蒿（茵陈）试着给得了黄痨病的人下药治病。但一连试了几个得了这种病的人，没见一个好的。华佗以为先前那个病人准是认错了草药，便又找到他，追问："你真是吃青蒿吃好的？""真的没错。"华佗想了一下又问："你吃的是几月里的青蒿？""是三月份吃的。""唔，春天三月间阳气上升，百草发芽生长茂盛，也许三月的青蒿药效高些。"

第二年开春，华佗又采了许多三月间的青蒿试着给得了黄痨病的人吃，这回可真灵！吃一个，好一个，而过了春天再采的青蒿就不能治黄痨病了。

为了把青蒿的药性掌握得更准，等到第3年，华佗又一次做了试验：他逐月把青蒿采来，分别按根、茎、叶放好。然后给病人吃。结果，华佗发现只有嫩的茎叶可以入药，疗效才好，才能治黄痨病。为了使人们容易区别，华佗便把可以治黄痨病的嫩茎叶取名"茵陈"，而过季节采的称青蒿。他还编了四句话留给后人。即是："三月茵陈四月蒿，传给后人要记牢，三月茵陈能治病，四月青蒿当柴烧。"

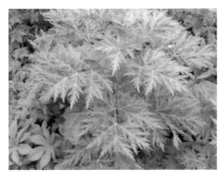

茵陈原植物

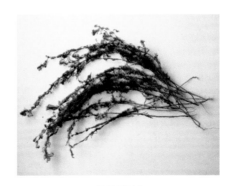

茵陈药材

29　益母草

益母草来源于唇形科植物益母草 *Leonurus japonicus* Houtt. 的新鲜或干燥地上部分。主产于河南、安徽、四川、江苏、浙江、江西、湖南、广东等地。

从前，在长沙浏阳的山区，有这么一户人家，母子相依为命，日子过得十分艰难，而且孩子母亲生他时留下产后瘀滞、腹痛、妇科疾病等，这时儿子都快十几岁了，她的病一直不见好转。儿子知道他从小就没有父亲，是母亲一手把他拉扯大的。他对母亲十分孝顺，儿子见母亲省吃俭用，她老人家面黄肌瘦，身体十分虚弱，可每天白天下地干活，晚上还纺线或缝缝补补，自己十分难受，只好劝劝妈妈说："妈，您别这么硬撑着啦，还是请个医生来看看吧。到村前那户采药人那儿去买些能治你病的药先吃吃吧，欠的钱我会慢慢地还的。"母亲说："算啦，反正你快长大成人啦，我能活一天是一天，别花冤枉钱啦！""妈您说这话真让儿子难受，您为我辛苦了半辈子，我得让您后半辈子享福。不管怎样，先得治好您的病。"儿子说完就去找采药师傅，把母亲的病状说了一番，采药师傅说："根据你母亲的病，我先配几剂药卖给你，你带来多少钱？"儿子说："没有多少钱，您就配两剂药给母亲吃吃看。"他母亲吃了这药，十来天没有犯病，儿子见了挺高兴，又去找采药人说："你能不能把母亲的病根治好？"采药人笑笑说："行啊，我能包治你母亲病好，不过得先讲好，要先给钱才包治。"孩子问："多少钱？"采药人说："至少 5 两银子或 300 斤大米！"孩子想，我家哪还有多余的钱，连吃饭都揭不开锅盖了。他知道没钱就买不到药，母亲的病就根治不好。他心想再与采药人讲，先给 2 剂药给母亲吃，钱暂时欠着。于是他再次跟采药人讲："我先欠你 2 剂药的钱吧，以后还给你行吗！"采药人说："那就这样吧。"孩子又拿 2 剂药煎着给母亲吃，他想我哪有钱还啊？于是天天上山去砍柴，把柴卖给附近的财主，一天他看见采药人背着采药筐子采药去了，他就悄悄地跟在他后面。那采药人很

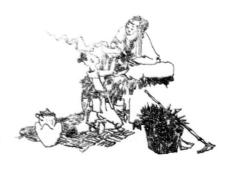

鬼，走几步停下来回头看看，生怕有人跟着他。孩儿也很机灵，他想着采药人采什么草药，他跟在后面看哪些草药被采药人采了，记了下来，为了接近采药人，他跑到采药人要去的前方趴在一棵长树叶树上仔细观察采药人采什么草药，正好采药人来到这树下的路旁，见周围无人偷看，他就剪采一种一轮轮开着紫红色花的草药放在筐里，他见筐子里还有几种草药，也都一个个记下，他见采药人不再采药回村去了，他就从树上下来，采了采药人采的那种草药，并沿着刚来时采药人来过的地方见他采过的药，也采了那几种带回家。

母亲见儿子几个时辰才回就狠狠地责备他："你一清早干什么去了？"儿子说："我给你找药去了啦。"正在母子说话时，采药人送来两包草药说："今天吃一剂，明天再吃一剂。过后，我再送来。"并对孩子妈说："病好了以后要给钱啊！"然后走了。母亲听了十分着急，连饭都没有吃的，哪里还有钱还啊？孩子说："妈妈您别急，先吃了这两剂药，我不再去买了。"儿子把从财主家卖柴火得来的钱还给了采药人，采药人无话可说，只好拿了两包药的钱走了。

每天孩子就自己去采药回家煎给母亲吃。他母亲吃来吃去，大概一个多月病就痊愈了，母亲看到儿子懂事，又有孝心很高兴，她还能照样下地又干农活了，她见人就夸自己儿子，周围的邻居十分羡慕她有一个懂事的孩子。后来周围也有女人像他妈一样得了妇科病，他就告诉他们去采这种草药，别人问他这种草药的名字，他却不知道，他想了很久，说："这种草药对治疗妇科病有好处，那就叫'益母草'吧！"就这样益母草的名字流传至今，专治妇科病。

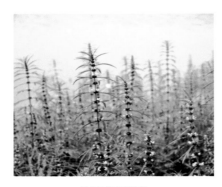

益母草原植物

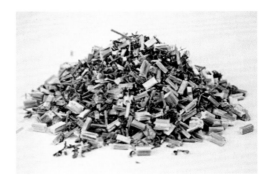

益母草药材

30　鱼腥草

鱼腥草来源于三白草科植物蕺菜 *Houttuynia cordata* Thunb. 的新鲜全草（食用）或干燥地上部分（药用）。始载于《名医别录》，历代本草均有收载。因其有鱼腥气，故名。《中华人民共和国药典》有收载，为常用中药。性微寒，味辛，归肺经。具有清热解毒，消痈排脓，利尿通淋的功效。常用于肺痈吐脓，肺热咳嗽，热毒疮疡，湿热淋证，是中医清热解毒的常用药物，也是人们食用的蔬菜，特别是四川、重庆最为常用的食料。关于鱼腥草治疗疾病，还得说一个十分有趣的故事。

八百多年前，年过花甲的金代名医刘完素有一次带众弟子上山采药，遇狂风暴雨，回府后即暴病，又发高热，又打寒战，频频咳嗽，痰液浓稠。服苇茎汤、桔梗汤均不能奏效，令家人和众弟子惊慌失措。

当时，恰逢张元素采药路过，闻之忙入刘府探望，并送一帖草药，说此药已试用多人，很灵。刘完素看那药像三白草，心想用它清热利水、消肿解毒尚可，怎能治肺痈重症？正犹豫之间，有一弟子已拿草药去煎汤，刘完素不好意思当面阻止，只好由他而去。不一会儿，弟子侍候他把药汤服下，连服三天，果然热退痰消，咳嗽也变少了，病情化险为夷。

刘完素忙派人请来张元素当面道谢并请教所用之妙药为何物，张元素从药筐里取出一束新鲜草药，顿时鱼腥气扑鼻。张元素说："此乃鱼腥草，清热解

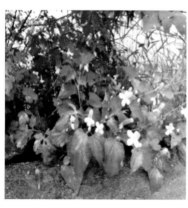

鱼腥草原植物

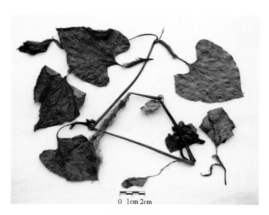

0　1cm 2cm

鱼腥草药材

毒、祛痰镇咳、消痈排脓，此为鲜品，其气腥臭，阴干后腥气消失。"刘完素大开眼界，深感祖国药学博大精深，学无止境，他将这一药物的形状、功能、主治等认真记下，并在后来的行医生涯中常常使用，屡见奇效。

31　夏枯草

夏枯草来源于唇形科植物夏枯草 *Prunella vulgaris* L. 的干燥果穗。2020年版《中华人民共和国药典》一部有收载。性寒，味辛、苦，归肝、胆经。具有清火、明目、散结、消肿的功效，常用于目赤肿痛、头痛眩晕、目珠夜痛、甲状腺肿大、淋巴结结核、乳腺增生等证。是中医治疗瘿瘤、瘰疬的重要药物。脾胃虚寒者慎用。主产于河南、安徽、江苏、湖南等地。

传说一

从前有位书生名茂松，为人厚道，自幼攻读四书五经，然而却屡试不第。茂松因此终日郁闷，天长日久，积郁成疾，颈部长出许多瘰疬（即淋巴结结核），如蚕豆般大小，形似链珠，有的溃破流脓。久医无效，病情越来越重。

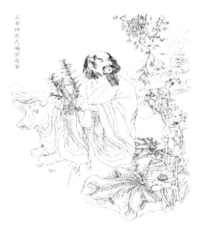

这年夏天，茂松父亲不远千里寻神农。一日，他来到一座山下，只见遍地绿草茵茵，似入仙境。他刚想歇息，不料昏倒在地。茂松爹怎么也没有料到，这百草如茵的仙境，竟是神农的药圃。此时，神农正在给药草浇水施肥，见有人晕倒急忙赶来救治。茂松爹醒来，谢恩并诉说了自己的苦衷。神农听罢，从草苑摘来药草，说："用此草上端球状部分，煎汤服用。"又说："此草名'夏枯草'，夏天枯黄时采集入药，有清热散结之功效。"茂松按方服之，不久病愈。后来，父子二人广种夏枯草，为民治病，深得人心。

传说二

从前有个秀才，母亲得了瘰疬病，脖子肿且流脓水。人们都说这病难治，秀才听了心急如焚却无能为力。

一天，乡里来了个郎中，看过秀才的母亲后说："山上有种草药，能治愈你母亲的病。"郎中说完便上山去采集了一种紫色花穗儿的野草回来，让秀才母亲煎汤内服。果然，喝了十多天后，病就慢慢的痊愈了。

秀才十分感激，挽留郎中在其家里，盛情地款待。郎中白天上山采药、卖药，晚上就在其家里和秀才聊天。这样一来，让秀才对医道产生了浓厚的兴趣。郎中临走前，还领秀才上山，指着一种长满圆形叶子、开着紫色花儿的野草说："这就是治好你母亲瘰疬病的草药，千万记住，夏天一过，药草枯死，便采不到。若要备用，需及时采集。"秀才漫不经心地说："记住了。"

事后县官的母亲也得了瘰疬病，为医治母病心切，县官四处张榜求医。秀才看后自认胸有成竹而前去揭榜，随后便上山采药，可他寻遍了附近山坡野地，却连一棵药草也没有找到。县官随即认定秀才是个江湖骗子，便当众鞭打他五十大板。

直到第二年春末夏初，郎中行医到乡间，秀才对他埋怨道："你害得我挨了县官五十大板，痛得好苦呀！"郎中了解缘由之后，摇头叹道："去年临走时，我曾告诉你，要记住！夏天一过，这草就会枯死，就采不到了。"说完，便领着秀才上山，只见满山遍野盛开着紫色花儿的药草。秀才这才恍然大悟，为了吸取教训，他就把这草药命名为"夏枯草"，以此提醒自己，这种草药只在春末夏初才能采得到。

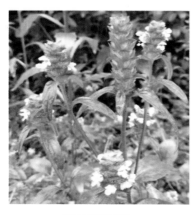

夏枯草原植物

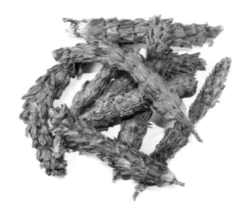

夏枯草药材

32 蒲公英

蒲公英来源于菊科植物蒲公英 *Taraxacum mongolicum* Hand.-Mazz.、碱地蒲公英 *Tarxacum sinicum* Kitag. 或同属数种植物的干燥全草。主产于河北、山东、河南、安徽等地。春至秋季花初开时采挖，除去杂质，洗净，晒干。

传说很早以前在华东地区有一个老员外家的小姐十六七岁时忽然得了奶疮，又红又肿，痛得坐立不安。可是，小姐害羞，不愿让别人知道，一直忍着肿痛。后来，贴身丫环发现了，急忙禀告老夫人："小姐病啦，快去请大夫（医生）看看吧！"老夫人问明病情，脸色一变，没听说过未出嫁的姑娘会得奶疮的呀，莫非她做出了见不得人的事了吗？想到这儿，老夫人把丫环揪过来先劈面打了她两个嘴巴，接着又拷问道："小姐怎么会得这种病的？快说！小姐近来上哪里去啦？跟什么男人来往过？"丫环被问得莫名其妙："小姐连大门也没出过，哪儿跟外人有过什么往来呀？"老夫人一见问不出什么名堂，就跑上后楼，戳着小姐的鼻梁骂道："你这不知羞耻，不要脸的东西！怎么得了这种见不得人的病，真给爹妈丢人哪！你……"小姐听出母亲话中有话，对自己起了疑心，可是又无法说清，只好闷着头哭。

当天晚上夜深人静时，小姐等到丫环睡了，一个人越想越心塞：自己害病，疼痛难忍，母亲疑心，指桑骂槐。再说，就是请来医生，一个大姑娘家怎么好解怀让人家看呢？想到这小姐一横心，悄悄下了楼。她从后花园的小门走出去，看见前边有条河。小姐急跑几步，便一头跳了下去。正巧，在小姐跳水的河边靠着一条渔船，船上有个姓蒲的老渔夫正和他的女儿趁着月光撒网。他们看见有人跳河，赶快把船划过来。渔家姑娘识水性，来不及脱衣服就下了河，把跳水的人救到船上，仔细一看，原来是位与自己年岁相仿的小姐。她便找出自己的衣裳，替她换上。这时渔家姑娘发现小姐生了奶疮，于是告诉了爹爹。老渔夫想了想说："明天一早你到山坡边给她挖点药去。"

第二天，渔家姑娘按照父亲的指点，从山上挖回一种有锯齿长叶，开有圆盘黄花，有的呈绒团状长有许多白色冠毛的草药，姑娘将这种草药熬成药汤，给小姐喝。过了些日子，小姐的病就好了。员外和夫人听说小姐投河自尽后，知道是他们冤枉了女儿，真是又悔恨又着急。他们派人到处打听小姐下落，一直找到渔船上。小姐哭着告别了渔家父女。老渔夫让小姐把剩下的草药带着，嘱咐她再犯这病时煎水喝。小姐给老渔夫磕了三个头，回家去了。

后来，小姐叫丫环把草药栽到自家后花园，为了纪念渔家父女，她给这种草药取了个名字叫"蒲公英"，因为老渔夫姓蒲，他的女儿叫蒲公英。从此，蒲公英这种草药能治奶疮（乳痈）的事就传开了。

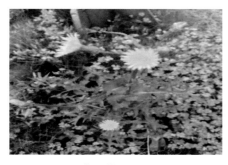
蒲公英原植物

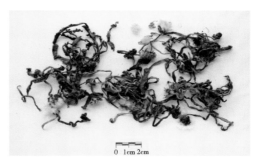
蒲公英药材

33 麻 黄

麻黄来源于麻黄科植物草麻黄 *Ephedra sinica* Stapf、中麻黄 *Ephedra intermedia* Schrenk et C. A. Mey. 或木贼麻黄 *Ephedra equisetina* Bge. 的干燥草质茎。秋季采割绿色的草质茎，晒干。草麻黄主产于河北、山西、内蒙古、新疆；中麻黄主产于甘肃、青海、内蒙古、新疆；木贼麻黄主产于河北、山西、甘肃、陕西、内蒙古、宁夏、新疆。

传说很早以前有一个挖草药的老人，他无儿无女，就想收一个徒弟把自己认药看病的本事传给他，以便让他为老百姓治病，他采药过程中发现有个小伙子乖巧好学，于是他就收了他做徒弟，学了几个月后发现徒弟慢慢地不听他的了，而且徒弟言出狂妄，以为他挖药看病的本领都学到手了，就不把师傅放在眼里，有时连卖草药得到的钱也不交给师傅，自己就偷偷地花掉。老师傅看到这一切真是伤透了心，见他刚学会一些鸡毛蒜皮的本事，就瞧不起师傅，今后别人说起是他的徒弟，怎么办啊？他又好言劝徒弟："你学徒不到半年，很多治病的草药你还没有见过，什么药哪个季节采挖你都不太清楚，民间许多病症你也没有见过，什么样的病情用什么样的草药你都不太清楚啊，你还学一年半载吧！"哪知徒弟越来越不听师傅的。师傅没法，只好说："那你就另立门户吧。以后见人就别讲我是你的师傅啊！"徒弟听了倒满不在乎说："行啊！"

师傅想毕竟带了他近半年，他还年轻，没有在工作中、在社会上历练的经历，还是不放心地说："是药三分毒，特别剧毒药，麻醉药千万不能多用，一定要掌握用量。徒弟你听懂了没有？"徒弟心不在乎地说："听懂了！"师傅还是不放心地说："还有一种药，你不能随便卖给别人吃。"徒弟说："什么药？"师傅说："无叶草（麻黄）。"徒弟不耐烦地说："又怎么了？"师傅说："这种无叶草的根和茎用途、用量不一样，发汗用茎，止汗用根，茎的用量不过 1 钱，根的用量不过 3 钱，一旦弄错，就会死人！记住了吗？"徒弟说："记住了。"师傅说："那你背一遍给我听，我才放心。"徒弟张口就背了一遍，不过他背时有口无心，压根儿也没有用脑子想。

从此，师徒分手，各自卖药。师傅不在眼前，徒弟的胆子更大了，虽然认识的药不多，却什么病都敢治。没过几天，就让他用无叶草（麻黄）医死了一个病人。死者家属哪肯善罢甘休，当时就抓住他去见县官。县官拍板就问："你是跟谁学的？"徒弟只好说出师傅的名字。县官命差人把师傅找来说："你是怎样教徒弟的？让他把人医治死了。"师傅说："小人无罪。"县官说："你怎么说你无罪？"师傅说："关于无叶草，我清清楚楚地教过他，并告诉他怎么样用，还教过他几句口诀。"县官听完就问徒弟："你还记得吗？背来给我听听。"徒弟背道："发汗用茎，止汗用根，一朝弄错，就会死人。"县官又问："病人有汗无汗？"徒弟答道："浑身虚汗。"县官又问："你用的什么药？"徒弟答："无叶草的茎。"县官大怒道："你简直是胡治！病人已出现虚汗还用发汗的药，能不死人吗？"说罢命人足足打了他 40 大板，判坐 3 年大狱。然后对师傅说："今后带徒弟首先要传做人道德啊，品德不好之人千万不能带，更不要授之技艺，他不但会害人，还会影响你名声啊，以后千万注意！"并对他说："你没事了，可以走了。"师傅谢过县官就回家去了。

徒弟在狱中反思了三年，认识到了自己的错误，是自己技艺不精湛，缺乏诊断经验，又狂妄自大，自以为是，造成了害人害己的恶果。出狱后他决心痛改前非，诚实做人，认真学艺，于是他又跑到师傅面前反复认错，请求师傅重新收他为徒，师傅见他有了转变，才把他留下来继续传授采药治病的医道。从这时起徒弟用无叶草就十分小心了。因为这种药草给他闯了大祸惹过麻烦，于是他与师傅讲："这种无叶草的茎更名叫'麻烦草'，无叶草的根是黄色的就叫'麻烦根'，能否同意?"师傅想很久才说："把这种无叶草就叫'麻黄'吧!"这样中药麻黄就流传至今。

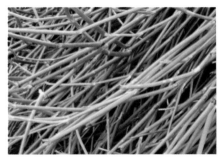
麻黄原植物

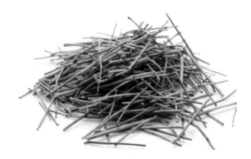
麻黄药材

34　乌梢蛇

乌梢蛇来源为游蛇科动物乌梢蛇 *Zaocys dhumnades*（cantor）的干燥体。多于夏、秋二季捕捉，剖开蛇腹或先剥去蛇皮留头尾，除去内脏，盘成圆盘状，干燥。主产于浙江、江苏、江西、贵州、湖南、湖北等地亦产。

传说很早以前在江南有一个酒厂，在酒厂里有一个烧锅炉的小伙子天天起早摸黑，无论是刮风下雨，天寒地冻，都要到酒厂去上班，由于天长日久，受了湿气，刚开始只是在头上生癣，后来发展到全身长癞，再后来四肢骨节肿痛，眼看就要全身瘫痪了。酒厂老板觉得小伙子快残疾了，就随便给了他点钱，打发他出门。小伙子听说老板要他走，十分伤心，因为他一没父母，二没妻子，离开酒厂投靠谁去呢？没有事做，与其将来冻饿而死，还不如现在挑一个好办法寻死。在厂里寻死倒也方便，一是喝酒醉死，二是可以跳进酒缸里淹死。

天黑以后，小伙子来到酒厂后院，打开一缸陈酒，双手捧起来就喝，他不知喝了多少，直到喝得肚皮发胀，才躺倒在地上等死。可是，天快亮时，小伙子又醒过来了。他一看自己没死成，怕天亮后老板赶走他，心里一急，索性跳进了酒缸中。这时，正巧有人走进后院，猛听到扑通一声，就一面高喊着"快

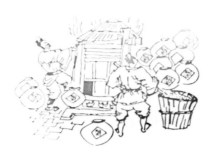

救人呀!"一面跑过来拉他。小伙子生怕再死不成,任凭那人怎么拉他,他在酒缸中就是不上来。直到酒厂里又跑来了许多人,才七手八脚地把他拖拉出大酒缸。酒厂老板闻讯赶来,大声地说:"要死你到外面找个地方去死,别在我这里糟蹋酒!"说着就把小伙子赶出了酒厂。小伙子被老板赶出门,只好沿街乞讨度日,他想死不成就混日子吧,活一天算一天。这时他浑身发痒,皮肤慢慢裂开,皮肤上表皮一层层慢慢脱掉。几个月后,他就像蝉一样脱掉全部外皮,换上一层新皮,同时,他感到身上关节也不疼了,像好人一样灵活。小伙子喜出望外,高兴极了,他把讨饭的破碗摔碎,把讨饭的篮子踩扁,又回酒厂来了。伙伴们感到猛地一惊:哪里来的漂亮小伙子啊?仔细一看,才认出来是他。大家都感到非常奇怪。酒厂老板见了小伙子,也不禁一惊,忙问:"你的病是怎么治好的呀?"小伙子回答:"还不是因为喝了你家酒缸的酒,又在酒缸里打了个滚儿吗?"老板问:"酒能治病?莫非酒缸里有什么东西?"老板想到这里,急忙跑到后院去找那缸酒,一打捞,捞出一条很大很大的乌梢蛇。老板如获至宝,就把这缸酒封存起来,当作专治风湿和疥癣的药酒了。后来,人们渐渐地把这事传开:乌梢蛇泡酒,有祛风湿,活血除毒等功效。从此,人们都用乌梢蛇(能祛风湿又称乌风蛇)泡酒治病了。

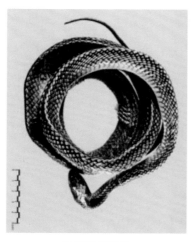

乌梢蛇原动物

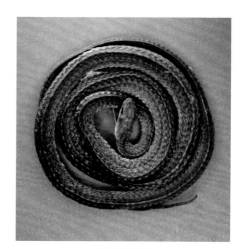

乌梢蛇药材

35　马　勃

马勃来源于灰包科真菌脱皮马勃 *Lasiosphaera fenzlii* Reich.、大马勃 *Calvatia gigantea*（Batsch ex Pers.）Lloyd 或紫色马勃 *Calvatia lilacina*（Mont. et Berk.）Lloyd 的干燥子实体。夏、秋二季子实体成熟时及时采收，除去泥沙，干燥。主产于辽宁昌图、内蒙古库伦旗、广西贵县、四川眉山、湖北咸宁、河北张北等地。

马勃是个放牛娃。有一年夏天，马勃和几个孩子到荒山打猪草。有个孩子不小心，腿肚子被树杈划破了，鲜血直流。那孩子疼得直叫唤，别的孩子也吓慌了。马勃却说："别哭，你把伤口按住，等我给你治。"他在山坡上东转西转，找到一个灰褐色的灰包。马勃把灰包往孩子的伤口上一按，然后用布条扎紧，便把他背回了家。

过了 3 天，那孩子揭开一看，伤口不但没化脓，而且长出新鲜的嫩肉来；再过 2 天，伤口全好了。

人们问马勃："你小小年纪，怎么知道那东西止血？"

"你们看，"马勃卷起裤角，露出一道伤疤，"这就是大灰包治好的。"

"谁教你的？"

"我自己，"马勃说，"有一回在山上砍柴，一没留神，腿被刀砍了，血流不止，疼得我直冒汗。正在这叫天天不应、叫地地不灵的时候，我看见身边有个大灰包，急忙用它按住伤口，当时就止住了血。过了几天，伤口就长好了。以后，不管手剐破了，还是脸碰了皮儿，我都去找大灰包，用它来治。"

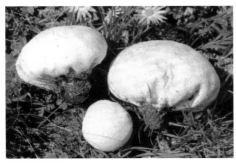

马勃原植物

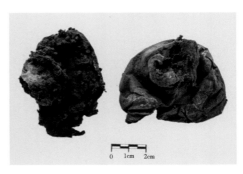

0　1cm　2cm

马勃药材

从此以后，人们就传开了，凡有外伤的就找马勃，找不到马勃的，就到山上找大灰包。日子一久，"马勃"便成了大灰包的名字。

说了半天大灰包到底是个啥呢？原来它是灰包科真菌的子实体，幼嫩的时候是球形的，成熟后，干燥化为灰褐色的灰包。人们渐渐发现，它不但可以止血，还能清肺、解热、利咽。由于它的用途越来越多，后来就成了一味有名的中药。

36 朱 砂

朱砂来源于硫化物类矿物辰砂族辰砂，主含硫化汞（HgS）。主产于湖南新晃龙溪口、辰溪、凤凰、常德，贵州铜仁、万山、猴子坪，重庆的酉阳，四川麻旺场、普海场，云南马关、西畴、保山等地。

很早很早以前人们就开始迷信了，许多人有了病不求医，或没钱请大夫把脉看病，就常去找方士（巫师）、法师（装神弄鬼的人）治病。在当时有一种难治病叫癫狂病，当时的医生都没法治愈，可这种病遇到那些方士、巫师却治一个好一个。因此，人们更是"信巫不信医"了。

传说在湖南的湘中地区有一个秀才懂得几分医术，他常暗自琢磨："巫师只画符念咒，装神弄鬼，不给病人吃药，怎么会真能治病呢？这里准有名堂。"于是他与妻子商量了一个办法，想探究出巫师治病的秘密。

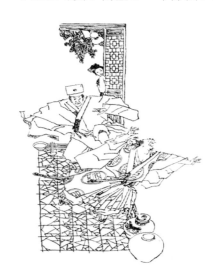

这天秀才媳妇（妻子）去请巫师，说："我的丈夫得了癫狂病，请了许多医生看都看不好，麻烦你跑一趟，施点法力看能不能治好。"巫师想发财的机会到了，傍晚，巫师不慌不忙来到了秀才家，在屋里屋外看了看，走进房间只见秀才披头散发，满脸泥土躺在地上正在说疯话呢，他急忙叫妇人家准备好香烛纸钱。妇人说："你要用的东西都准备好了！"巫师喝了一口水就开始吹了，我是天上玉皇大帝的女婿，老丈人要我统领天兵天将下凡来，扫除人间妖魔鬼怪……他看了一下妇人事先准备好的桃木棍、扫帚、火把、香烛。巫师先端上一碗净水放在桌上，又拿起几张已画好的桃符，嘴里振振有词地念："天灵灵，地灵灵，一天三朝过往神。过往神，有神灵，鬼使神差下凡去。吾奉太上老君急命令，为你驱鬼来治病。只要喝下这符水，妖逃鬼散病根除。"说着，巫师就要点火烧符。秀才早有准备，从地上一跃而起，一把抢过符纸，抬腿一脚把巫师踢出门外，嘴里骂道："我是玉皇大帝的女婿，哪有妖道胆敢如此无礼，在民间骗取钱财！还不赶快收手，赶快滚出门去。"秀才将桃木棍和扫帚朝巫师丢去，巫师这时被吓得屁滚尿流，爬起来一溜烟就跑了。秀才到后屋里看了看桌上的那碗水，他喝了一口，什么味都没有，其实还是原来那碗净水，他再看看巫师没烧的符纸，也没有什么稀奇的，只是纸上有朱红色符，秀才反复琢磨"这都不能治病啊"！最后，他盯住巫师还没来得及烧的朱红色画符，只见画符上有红色闪亮的晶体，说"这不就是朱砂吗? 莫非这能治病?"第二天他把一个得了癫狂病的人请到自己家，放了一些朱砂在水里给他喝，那人喝了，病果然慢慢地好了。从此秀才知道巫师、方士"驱鬼"治癫狂病，只不过因为符上朱砂有药性，镇静安神。从此湖南湘西、贵州铜仁产的朱砂就成了一味中药。这一带地方再没有人信巫不信医了，有病上医院，找大夫！

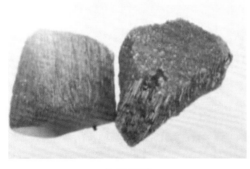
朱砂原矿

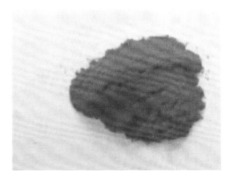
朱砂粉

37 瓜 蒌

瓜蒌为葫芦科植物栝楼 *Trichosanthes kirilowii* Maxim. 或双边栝楼 *Trichosanthes rosthornii* Harms 的干燥成熟果实。秋季果实成熟时，连果梗剪下，

置通风处阴干。主产于江苏、安徽、河南、山东、浙江、江西、湖南等地。

江南有一座高山，山上有许多山洞，被云雾和密林遮掩着。人们传说，这山中有仙人居住。

有个樵夫常常进山砍柴。一天中午，他砍了满满一担柴，感到又渴又累，就寻着泉水的响声，来到一个山洞的外边。这里长着几棵又高又粗的老树，一股山泉从洞口流过。樵夫放下柴担，手捧泉水喝足了，又走进山洞。山洞很大，可往里走了几步就到头了。樵夫只好出来，在树荫下找到一块石板，躺在上面休息。正当他睡得迷迷糊糊的时候，忽听有人讲话。他歪头一看，对面树底下坐着两个老头儿，一个长着白胡子，一个长着黑胡子。樵夫心想，这深山里哪来的人呀？大概是神仙吧？他就一动不动，听着两个仙人聊天。

黑胡子老头说："今年咱们洞里结了好大的一对金瓜呀！"

白胡子老头说："小声点儿，那边躺着一个砍柴的，让他听见就会把那宝贝偷走。"

黑胡子老头说："怕什么？他听见也进不了山洞！除非七月七午时三刻，站在这儿念一句'天门开，地门开，摘金瓜的主人要进来！'"

白胡子老头说："少说几句，咱们还是下棋吧！"

樵夫听到这儿心里一喜，没留神滚到地上，这才睁开双眼。呀，哪有什么神仙？原来是个梦。他扫兴地挑着柴担回了家。不过，他还牢牢记着那几句话。

樵夫总想试试梦中听来的话灵不灵。七月七这天，樵夫又来到山洞。他等到午时三刻，便走进洞口，嘴里念道：

"天门开，地门开，摘金瓜的主人要进来！"

只听嘎地一声，真有一扇石门在面前打开。原先的山洞中又出现了一个金光闪闪的山洞。

樵夫走进去，看见里面长着一架碧绿的青藤，上边结着一对金瓜。他十分高兴，用柴刀把金瓜砍下来，捧在手中，一口气跑回家。谁知，到家仔细一看，哪是金瓜呀，不过是两个普普通通的瓜。樵夫以为上了当，就把它们扔到了一边。

过了些日子，樵夫上山砍柴，又来到那个山洞外边。他又躺在石板上休息。刚闭上眼，那两个长胡子的神仙又到大树底下来啦。

白胡子神仙埋怨道："都怪你多嘴，洞里的金瓜被人偷走啦！"

黑胡子老头说："怕什么，他偷去也没用，又不是真金的瓜。"

"怎么没用？那可是名贵的药材呀，比金子还贵重呢。"

"嘻，那非得把它晒得皮色橙红，才有润肺、清热的作用哩。"

这时，樵夫又从梦中醒来，他急忙回家找到那两个瓜。可是，瓜全烂了。樵夫掏出瓜子，等到第二年春天就把它们全都种在院子里。几年后，结了一大片金瓜。樵夫就用这种瓜给人治病。那些长年咳嗽痰喘的病人，吃了这种瓜，果然一个个的都好了。人们无不称奇，并纷纷议论着该给这种瓜起个什么名才好。樵夫想到这种瓜的藤茎需要爬架，在高处结瓜，所以就给它取了个名叫"瓜楼"。后来人们又把它写成"瓜蒌"或"栝楼"了。

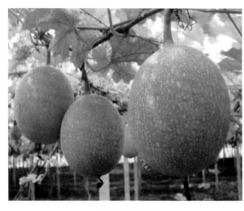

瓜蒌原植物

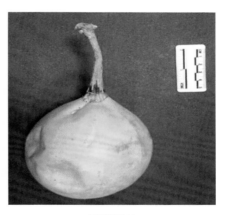

瓜蒌药材

38　大　枣

大枣为鼠李科植物枣 *Ziziphus jujuba* Mill. 的干燥成熟果实。秋季果实成熟时采收，晒干。主产于河南新郑（小枣），河北沧州（大枣），山西稷山（大枣），新疆和田（和田枣），若羌（灰枣），华北、华中、华南亦产。在北方习称大枣、大红枣，在南方习称红枣。

大枣味甘，性温，归脾、胃经，有补中益气，养血安神，缓和药性的功效，适用于中气不足，血虚证，脏躁证等。

民间有"天天吃大枣，青春永不老，五谷加大枣，胜过灵芝草"等说法，虽然有些夸张，但说明经常食用大枣对身体健康确实有益。说起这一谚语，真还有关于大枣的动人故事呢！

相传很久很久以前，在江西抚州境内，有一姓洪名成的农民，娶妻安氏，二十二岁得子，便为孩子取名洪早。洪早天资聪明，孝心极好，夫妻二人将其视为掌上明珠，为供儿子求学读书，洪成早出晚归，妻子安氏为人家缝缝洗洗，无奈年年天灾人祸，生活极其贫穷。洪早十三岁那年，父亲上山打柴不幸摔伤左腿，行动不便，安氏一人忙里忙外，历尽艰辛，也交不上读书学费，小洪早看在眼里，痛在心头。望着受尽人间沧桑的双亲，洪早放弃学业，回家照料。小小年纪随母开荒种地，上山打柴。看着父母双亲憔悴衰老的面孔和瘦弱的身躯，他四处打听到南山有一种延缓衰老的红果，一日便私登南山，见悬崖下灌木林中有一棵结着红红果实的小树，心想这可能就是传说中延缓衰老的果树了，就背着背篓在断崖上摘果，由于年小体弱，一不留神，跌落悬崖下，一命归天。

洪早死后，黑白二鬼押解他的魂魄去见阎王，他双膝一弯跪倒在阎王面前，失声痛哭，言道我家父母无依无靠，我今一死，父母双亲悲痛欲绝孤苦伶仃。恳求阎王爷将我所采的红果设法传递给我双亲，让他们延缓衰老，欢度晚年。阎王爷被洪早的孝心所感动，便对他说："你放心去吧，我会按你的意思照顾他们的。回头叫判官查查洪成、安氏的生死簿，将他俩寿诞改为九十九岁。"

再说洪成夫妻二人不见儿子归来，便托人四处查找，结果在悬崖下找回洪早的尸体。悲痛欲绝，便把他葬在家门旁边，并在坟上撒下他采回的红果。不

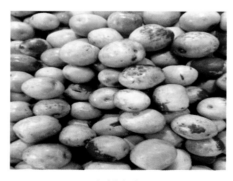

新鲜大枣

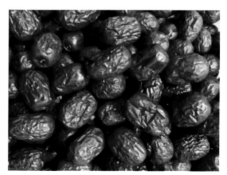

干燥大枣

料不久在坟台上长出一棵红果树，二老便采摘下来，晒干保存，每天六粒红果与米同煮为粥，天天如此，为怀念爱儿，二老便将此树取名为红枣树。二老服用后果然精力充沛，双双活到九十九岁善终。"五谷加红枣，胜似灵芝草"的民谚由此而出。随着时代的转换，到清代康熙年代，红枣粥被宫廷所用，加上花生米等补品同熬称之为八宝粥，成为养生保健、防衰老的佳品。

39 灵 芝

灵芝为多孔菌科真菌赤芝 *Ganoderma lucidum*（Leyss. ex Fr. ）Karst. 或紫芝 *Ganoderma sinense* Zhao，Xu et Zhang 的干燥子实体。腐生于栎及其他阔叶树的根部或枯干上。产于河北、河南、山东等地。

灵芝性平味甘，归心、肺、肝、肾经，具有补气安神，止咳平喘功效，用于眩晕不眠，心悸气短，虚劳咳喘。

相传峨眉山上有个破庙，里面住着逃荒的母女二人，母亲有病，女儿年十六岁，名叫灵芝。为了维持生活，姑娘天天到山上采蘑菇，再拿到山下城里去卖，赖以活命。时间长了，姑娘有了采蘑菇的经验，不但知道山上哪儿的蘑菇多，而且知道怎样的蘑菇好吃，还学会了养殖蘑菇。她把一些朽木搬到背阴的庙后面，浇上水，过些时候就长出了鲜嫩的蘑菇。这样即使天阴下雨无法出门或有事耽误，她也能采到蘑菇。她的蘑菇卖得很便宜，买的人也很多。有一天姑娘在山林深处的一棵枯树下，发现了三棵像蘑菇似的异样东西。那东西样子像小伞，伞盖有碗口大，伞把有半尺长，颜色又红又紫，有油漆一样的光泽。姑娘喜出望外，用手一摸，有一种不像是蘑菇的感觉，立即采了下来，可是这能不能吃？会不会有人买？姑娘犹豫不决，最后还是决定将它扔了。过了几天，她又到了那棵树旁，发现那三个异样的蘑菇仍在地上，就又捡了回来。打算到城里去卖蘑菇时也顺便把那三个东西带去，人们一见，这个摸摸，那个捏捏，又都放下，没有人买。姑娘几回都没卖掉。有一天，姑娘提着半篮子干蘑菇到城里去卖，又把那三个异样东西带去。天寒地冻，大半天才算卖完。姑娘正准备回家时，一个小伙子气喘吁吁地跑来说要买蘑菇。原来他父亲病了好几年，目前病危，今日忽然想吃蘑菇，为了尽孝道，以满足即将离世老人的心愿，才急急忙忙来买蘑菇。不料姑娘的蘑菇卖光了，就只剩下那三个像蘑菇的异样东西。小伙子无奈便买了下来，急忙赶回家。家人立即将这像蘑菇一样的东西熬汤，可是他父亲已经叫不醒了，昏昏迷迷，气息奄奄。为了让老人临终前吃到想吃的东西，家人就用小勺顺着老人的牙缝一点一点地将汤缓缓灌下去。说来也奇怪，老先生昏迷了一夜，第二天居然醒过来了。家人又继续喂他"蘑菇"汤，一连喂了三天，老人的病奇迹般地好起来，后来又经精心照顾能够下床，还能到街上转悠了。孙思邈听了这件奇异的事情，决心寻找这神奇的异物。他找到买蘑菇的小伙子，一起上山探访灵芝姑娘，把她采到异物的情况和那异物的样子全都详细记了下来。天气转暖后，孙思邈便带着徒弟们上山去寻找那异样的蘑菇。从春到夏，从夏到秋，功夫不负有心人，终于找到了。孙思邈自此认识了"灵芝"，常常到深山老林采掘灵芝服用，也亲身验证到它的药性：味甘、性平，有滋补、养心、镇静和强身健体的效用，对治疗肠胃不适、肾衰竭、心绞痛、神经衰弱、慢性支气管炎、风湿性关节炎等疾病有奇效。药王孙思邈就用此物发现者——姑娘的名字取名为"灵芝"，从此灵芝之名代代相传，家喻户晓。

中国民间自古以来崇拜灵芝，认为它是吉祥、如意、富贵、美好、长寿的象征。在中国数千年的历史中，关于灵芝的种种神奇传说绵延不绝，给灵芝增添了不少神秘色彩。

对于灵芝生成的说法更具神奇色彩，传说中灵芝的生成是千年灵精集天地间之正气，集藏龙卧虎之地灵，历经数亿万年后灵芝精的现身，从而成为"不死仙草"。《山海经》中就有关于炎帝幼女"瑶姬"精魂化为"芝草"（即灵芝）的神话故事，《中国神话大辞典》中"瑶姬"一词条中注有："我帝（炎帝）之季女也，名曰瑶姬，未行而亡，精魂依草，为茎芝"。《神农本草经》中也提道："山川云雨，四时五行，阴阳昼夜之精，以生五色神芝。"

《汉帝·武帝纪》有"宫中生灵芝，为天下太平之吉兆"的描写。这段话中隐藏的故事是这样的。两千年前的汉武帝时代，当时宫廷年久失修，栋梁腐朽，滋生灵芝，大臣们怕皇上怪罪下来，就称颂说："因皇上功德无量，感动天地，使灵芝降生宫廷。此乃国泰民安的象征。"汉武帝大喜，便下旨每年进贡灵芝。以后黎民百姓向朝廷进贡灵芝几乎成了规矩，灵芝成了神圣、高尚、风调雨顺、举国吉祥的象征。历代皇帝以其作为帝王德政和伦理道德的标志，认为"王者有德行者，则芝草生"。人们对灵芝的这种信仰在某种程度上又成为帝王利用的法宝，如元朝曾将灵芝图腾装饰在玉饰、地毯、家具、书画，甚至元朝王都大都（今日的北京）的王宫建筑物正面之上，以示宫廷有灵芝，则皇帝万岁、国泰民安、风调雨顺、永持朝政。

据《李时珍传》记载"李时珍，字东璧。祖某，父闻言。世孝友，以医为业。时珍生，白鹿入室，紫芝产庭，幼以神仙自命"。相传李时珍在出生时，庭园的树桩上竟然也长出了灵芝。李时珍是我国明代伟大的医药学家，他的足迹踏遍了江西、江苏、安徽、湖南、广东，有关他和《本草纲目》的传说不仅在湖北具有影响力，在全国、全世界都声名远播。他编写的《本草纲目》仍然广泛地应用于医学界。

脍炙人口的《新白娘子传奇》中"白素贞盗仙草救许仙"的故事，更是家喻户晓，妇孺皆知，仙草即灵芝。白娘子原是峨眉山中修炼千年的白蛇精，为了报答书生许仙前世的救命之恩，化为人形，施展法力，巧施妙计与许仙相识，并嫁与他。但金山寺和尚法海诱使许仙在端午节让白娘子喝下雄黄酒，致她显出原形，许仙见状恐惧至极，猝死。于是，为了救活丈夫，白娘子只身赴昆仑山盗仙草，但遭遇守仙草的鹤鹿二仙阻拦，二仙堵住她的去路，一起举剑向她刺去。由于白娘子长途跋山涉水，历尽艰辛，劳累过度，且身怀六甲，行动不便，渐渐在鏖战中败下阵来。眼见她将命丧黄泉，恰在此时，一位红颜鹤发、笑容可掬的南极仙翁，手中拿着"仙草"飘然而至，劝阻了鹤鹿二仙，并

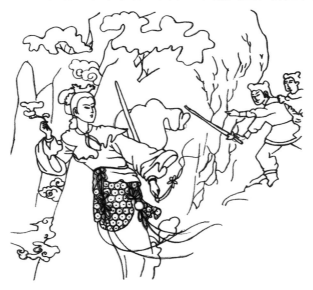

对白娘子说："这仙草是昆仑山之宝，名唤灵芝。感念你不畏艰辛一片赤忱，就送与你吧，你速速归去救你夫婿。"白娘子谢过南极仙翁，衔着灵芝仙草，急忙驾起白云，飞回家来。她把灵芝仙草熬成药汁，灌进许仙嘴里。过一会，许仙就活转来了。故事中说的仙草其实就是灵芝，它有起死回生的作用肯定是古代传说夸大的效果，但也足可见灵芝是具有一定功效的！

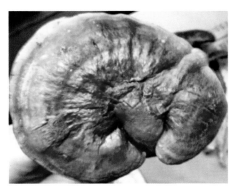 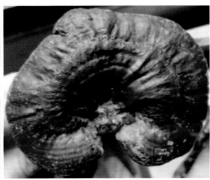

灵芝真菌　　　　　　　　　　　　　灵芝药材

40　牛　膝

　　牛膝为苋科植物牛膝 *Achyranthes bidentata* Bl. 的干燥根。冬季茎叶枯萎时采挖，除去须根和泥沙，捆成小把，晒至干皱后，将顶端切齐，晒干。

　　很早以前，在长沙望城县（今望城区）白箬铺乡村有一位土郎中（医生），在当地挖些草药卖药行医，可日子过得十分艰难。有一次遇到了一位从长沙市找他治腰腿痛的病人，见他家境贫寒，年过五十还是一个光棍汉，上无父母，无妻无子，孤身一人，实在可怜。就对他说："长沙城里有钱的人很多，你何不去长沙城里摆摊，卖些本地产的草药，还可以给病人把脉看病，再收几个徒弟帮帮你的忙。"郎中觉得此人讲得有道理，于是来到长沙城里租一间房子，白天当诊所，晚上当睡房。经过几年的努力，日子过得好多了。于是就收徒弟，增加铺面，多赚些钱付房租，以求生意更加红火。他将自己认识的一种药草，经过炮制后可以强筋骨、补肝肾。郎中靠这味中药的配方不知治好了多少气虚血亏的痨伤病人。郎中心想，自己没有妻子儿女，应该把这种好药及配方传给谁呢？从台面上看，几个徒弟都不错，也特别好学，但是知人知面不知心，一定要把这种中药及秘方传给一个心地善良的好徒弟，还得考察一下。

于是他就对徒弟们说："我已年老多病，不能再采药了。你们都学会了本事，各自谋生去吧。"

大徒弟心想师傅卖了一辈子的药，还有卖药的铺面做生意，准是攒了不少钱，他又无儿无女，留下的钱理应归自己。所以他对师傅说："我不离开师傅，师傅教我学会了本事，我应该养你照顾你一辈子。"

别的徒弟也都这么说。师傅一看，只好先到大徒弟家中去住。大徒弟对师傅好吃好喝地招待，使师傅十分满意。过了些日子，大徒弟趁师傅不在家，偷偷地将师傅的行李箱打开一看，原来师傅根本就没钱，只有几件旧衣服和一些没有卖出去的药。大徒弟很失望，从此对师傅不再关心了。师傅这才看透了大徒弟的心思，就离开他，搬到了二徒弟家中。二徒弟也像大徒弟一样，先是殷勤招待师傅，等发现师傅没钱时，也冷下脸来。

又过了些日子，师傅又去找三徒弟。可是三徒弟也不比两位师兄强多少。师傅最后同样是看冷脸，住不下去了，只好卷起铺盖，背着铺盖行李在街上哭泣。

这时，最小的徒弟在街头巷尾听到不少议论："这老郎中没儿没女，带了那么多徒弟，都是口是心非没一个有良心的。"小徒弟听了十分愧疚，就跑去找师傅，找到师傅后说："师傅到我家去住吧。"师傅摇摇头说："我身无分文，还有疾病缠身，白吃你的饭怎么行呢？"小徒弟说："天地君臣师，你是师傅，师徒如父子，你老了徒弟供养师傅还不应该吗？"师傅见他情真意切，就搬到了小徒弟家中。过了不多日子，师傅突然病倒了。小徒弟整天守在床前伺候着，就像对自己的父亲一样孝顺。师傅看在眼里，喜在心里暗暗点头。一天，

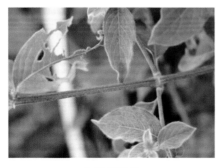

牛膝原植物

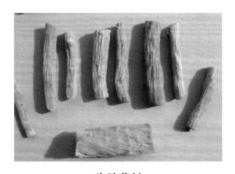

牛膝药材

他把小徒弟叫到床前，解开贴身小包袱说："这里有一种药草是个宝，再加几种药草制成药，能强筋骨、补肝肾，药到病除。我现在把这种药草及药草处方用量就传给你吧！"

不久，师傅就死了。小徒弟把师傅安葬妥当，磕头谢恩师。以后他就靠师傅传下来的药草和秘方，成为长沙地区一位有名的郎中。

师傅留下的药草形状特别，茎上有棱，茎节部膨大，很像牛前腿上的膝关节一样膨大。因此，小徒弟就根据药草茎的形状给它取了一个名字，叫作"牛膝"。

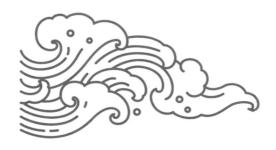

中篇　药苑漫谈话中药

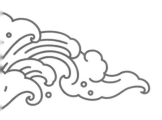

1 十方九药用当归

"中国当归甲天下，岷县当归甲中华。"甘肃岷县的当归 *Angelica sinensis* 可真称得上是最好的当归，在湖南销量最大，在全国十分畅销并驰名中外。号称甘肃四大名药的是岷县当归，文县党参，礼县大黄，宕昌黄芪。就数量之大，质量之佳而言，岷县当归首屈一指，医药界的同仁们常有"甘肃因此而闻名天下，岷县亦因此而闻名九州"之感，可见当归地位之重要了。当归之地位如此重要，人们对它好奇心就愈强，就想了解它：形状有什么特色，名字是怎么来的？用途究竟有多大？不少中药人员去岷县进行实地考察，了解其究竟，都感叹不已。

动人的故事

当归药用历史悠久早已名扬四海了，但是它热爱故土，不愿离开家乡的情感却远非别种中药能比得上的。在"当归之乡"的岷县，流传着这样一个耐人寻味的故事：据说在 1949 年前，有一个国外的传教士，借传教之名行发财之实，看中了当归这庄大生意，想把岷县的当归带到国外去栽培，

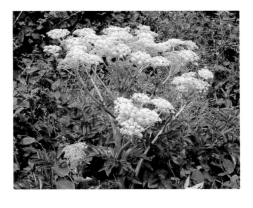

然而事与愿违，或栽而不活，或活而不能药用，未获成功。20 世纪 60 年代初湖南曾在湘西天子山进行栽培，长出的根显柴性而不柔韧，香气弱，结果也以失败告终。当归这种热爱祖国，更热爱家乡，非故土不能生存的倔强性格，不正合它的名字吗？说起当归名字的来历，可真是有点意思，古代医药学家对当归之名，众说纷纭，各有各的理，正所谓仁者见仁，智者见智，春兰秋菊，各

有千秋。

美丽的传说

很早很早以前，岷县就流传这样一个十分动人的故事，在当地有一个忠厚老实的小伙子十分可怜，从小就死了父母，他独自一人讨饭度日，刚一懂事就给富人放牛，放羊，喂猪，扫院，耕地，到十几岁时就当一个大人用了，他是方圆五六十里地方出了名的干活种庄稼好把式，在周围附近只要问他，人人个个都伸出大拇指称赞。年岁不由人，小伙子已长成二十岁了，还没娶上媳妇，他着急，乡亲好友也替他急。

天下的事无巧不成书，离小伙子家乡不远的地方，有一个叫"芹"的闺女，命也苦得很，先埋爹爹后葬母，跟着哥哥、嫂嫂一直过苦日子，低人一等，矮人一截，一不娇，二不惯，上山一双鞋，下山一担柴，粗活细活，茶饭针线样样都能来，叫人打心眼里喜欢。是个懂事的姑娘，上尊哥哥、嫂嫂，下爱侄儿、侄女，是远外闻名的贤妹妹，贤小姑，她人缘关系好，左邻右舍的人都说她是一个天下难得的好姑娘。姑娘长到十七八岁越长越秀气，出脱得像山里盛开的百合花一样惹人喜爱，财东家托人说媒，张员外家派人提亲，姑娘毫不动心于金山银山和名家豪宅。她日子照样过，后来哥哥说有一个穷小伙子托人提亲，她一下答应了，穷人孩子嫁穷人，她哥哥就带领她到了小伙子家，在一间茅屋棚里成了亲，安了家。小两口男耕女织，勤勤恳恳，你疼我爱形影不离，生活过得很甜蜜，村里人都说他（她）们是天生一对，是"月老"下凡亲自用红线拴在一起的，周围的人都称新娘子叫"芹嫂"，这称呼既好听，又亲切，老人打趣地说："小伙子是前世烧了长香修来的福，遇上这么贤惠漂亮的好媳妇。"

俗话说："天有难测之风云，人有旦夕之祸福。"麻绳偏从细处断，那些地主财神不安好心与县官串通，把刚刚结婚不久的新郎抓去当壮丁，送到八千里以外边疆去守防，去屯垦。

丈夫走了芹嫂每天煎熬苦度，天天等丈夫归来，月儿弯弯月儿圆，月儿圆圆月儿弯，一年又一年，一去十几年杳无音信，春天飞来燕子，芹嫂问燕子："你从哪儿来，见到我的亲人在哪儿没？"燕子说："我从南方飞来，没有看见你的亲人。"秋天飞来了大雁，芹嫂又问："大雁你从哪儿飞来，看到我的亲人吗?"大雁说:"我从北方飞来,没有看见你的亲人。"早上抬头望见喜鹊,喜鹊也不喳喳的叫了,晚上一个人望着油灯,灯花一点也不亮,后来她日日夜夜地守在村旁高处崖石上眺望丈夫的归来,盼星星,盼月亮望穿两眼,却不见丈夫归,只见芹嫂泪汪汪,哭断肠。狂风吹着她的身子,她一动也不动;暴雨淋着她的身子,她一动也不动。日久天长,终于身瘦体弱,泪水滴尽,倒殁崖坡。

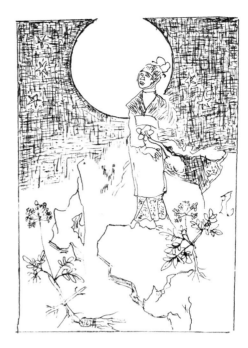

芹嫂殁了,村子里笼罩着一片凄楚悲凉的气氛,树上的黄莺不唱了;河里的鱼儿不欢了;岷山绿苍苍的,为她披上了青纱;洮河呜咽咽的,为她低声哀泣。村里人一个个都十分怀念她,天天总有人从崖坡下走过,默默地哀悼她。

春暖花开燕搬家,搬到北方来过夏,三伏一过刮秋风,又回南方去过冬,一眨眼已是雪融花开。第二年春天,崖畔上奇异地长出一种像芹的草来:茎儿油绿油绿的,又带着几分紫色,叶儿翠绿翠绿的,又带着几分青色,多秀气呀!亭亭玉立,就像当年芹嫂的身姿;盛夏时节,开着一朵朵绿白色的小花,那复伞形的花序,就像那一年满头缀着鲜花的新娘子——芹嫂的首饰,昂首翘望着远方,专等丈夫归来;到了秋季,便结出许许多多个小果实来,说也奇怪,这小果实总是成双成对地联在一起。这草馥郁芬芳,香气袭人,像马尾形的根又肥又嫩,香气更浓。老人们说:这是芹嫂身后化成的香草,专等亲人归来,就取名为"当归";那成双成对的果实,意思是"愿天下有情人都成眷属",千年万代永不分开,是芹嫂对人类的一片希望;那香气浓郁的马尾形根,为补血、活血、调经的良药,是芹嫂献身为人类做的一点贡献。

从此以后,人们怀着对芹嫂怀念不已和永久纪念的心情,一传十,十传百,百传千,千传万,在当归故乡一下子传遍了当归的名字,种满了当归这种药草。当归故乡至今还流传着这样一支"花儿"调的山歌:岷山山高啊洮河水长，芹嫂的恩情永不忘，百病不离当归治，药乡无处不飘香。

动人的故事一方面歌颂了中国人民坚贞不二的爱情观，同时又巧妙地将花叶似芹，古人称当归为"芹"，这一正名与别名有机地结合一起。

十方九归

作为药用当归，在我国第一部本草学专著《神农本草经》中，把它列入既能祛邪又可补虚的中品，《本草纲目》列入草部第 14 卷芳草类 56 种之首。祖国医药学家认为，它能上能下，可破可攻，有补血活血、调经止痛、祛瘀生新、润肠通便等多种功用，尤为妇科要药，血家圣药。入心、肝、脾三经，心能生血，肝能藏血，脾能统血，气为血帅，血为气母，血随气行，气须血助，男子主气，女子主血，无论男女，气血为主，当归气血双补，疗效卓著，有名方剂如"四物汤""八珍汤""当归补血汤""当归生姜半肉汤"等方中，都离不开当归。俗语有"十方九归"之说，确实如此。

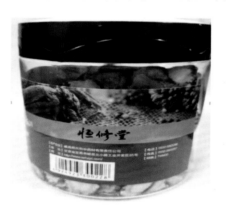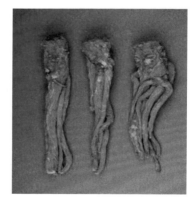

2 跌打损伤说三七

三七始载于《本草纲目》，原名山漆，原产于田州（今广西的田阳县），习称"田漆"，因能合金疮如漆粘物，故又名山漆。明代李时珍在《本草纲目》中，是以植物叶片多少命名。云"叶左三右四，故名三七"。又说"此药南人军中用为金疮要药，云有奇功"，故又名"金不换"，《中华人民共和国药典》历次版本均有收载。

来源：为五加科植物三七 *Panax notoginseng*（Burk.）F. H. Chen 的干燥根和根茎。秋季花开前采挖，洗净，分开主根、支根及根茎，干燥。支根习称"筋条"，根茎习称"剪口"。

三七主产于云南文山（开化），故有"开化三七"之称。其附近地县如砚山、西畴、麻栗坡、马关、广南、富宁均有产。广西田阳（田州）本为原产地，因长年栽种土质变差，产量不高，且品质下降，后移植到镇安、睦边、靖西，但产量不如移植到云南开化（文山）产量大。

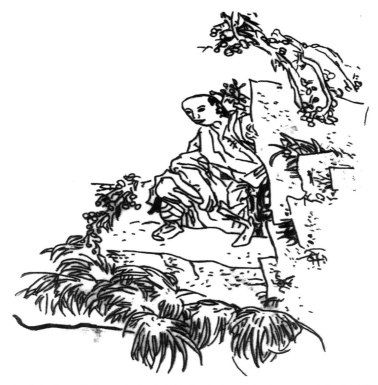

三七多系家种，栽培土地宜选择向阳山坡，土壤一般以沙质黑壤土为佳，灰土次之，红土更次，黏土不宜栽培。气候宜 10 ℃～30 ℃，春夏秋三季多南风，仅冬季有西风，且海拔在两三千米，云南文山地区有此特点，对栽培三七有独特优势。

在远古几千年以前，宇宙间有位神仙名太上老君，有一天他云游四海，途经中国广西西南的上空，不小心把装在葫芦里的仙丹掉了一粒在深山之中，又经过上百年，那粒仙丹化成了一棵能治百病、使人长生不老的仙草，此山四周

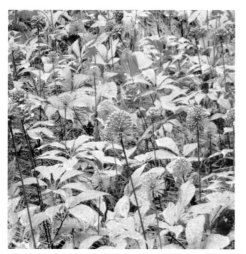

都是悬崖峭壁，在半山腰中住着一对苗族夫妇，他们中年时的一天漆黑夜里生了一个又瘦又小的儿子，他们俩商量取什么名呢？妇人的丈夫想了几个时辰也想不出好名字，他想我们是山里人，儿子又是出生于漆黑晚上的，就叫山漆吧！过了十几年，寨里流行一种难治的疾病，很多人都被疾病夺去了生命，山漆的父母也不例外地死了。山漆听年老采药人说山上有棵神草能治百病，只是悬崖绝壁极难爬上去，山漆为了拯救寨里百姓，他下定决心一定要采到这株神草解救人们。就这样他克服了种种常人难以想象的困难，爬到山顶上一看处处长着许多药材，其中有一棵约半人高的草药茎上轮生碧绿小叶七片，顶端还结着上百颗红色小果，在晚霞里闪闪发光，山漆想这就是要找的仙草吧，于是就把它采了带回寨里，以此药专心为穷人治病，有一天傍晚他给穷人治病回来，到山寨了，一路上想着有刀伤、摔伤的病人，想着想着一不小心摔倒在山岖的路旁，腿流血不止，腰扭得疼痛难忍，于是他就外敷内服了这种草药，很快血止住了，腰也好多了。过了几天又去给穷人治病，想到自己的亲身经历，就给那些刀伤、箭伤、摔伤的病人用上这种草药，这些人都很快被治好了，这草药治病的消息在周围山寨一传十，十传百，就这样传开了。

山漆治病救人的消息很快传到山下财主和土司那儿，他们听说是老君山采仙草，不但能治百病，还延年益寿，于是他们就将山漆抓了起来，说什么你采了太上老君播下的神草，太上老君发怒，要降灾于地方百姓，要他交出所采神草，山漆不从，就严刑拷打，打得遍身伤痕死去活来，山漆自始至终不肯告诉仙草和治病的草药配方，土司又进行拷打直至生命垂危，好心苗民通过种种关系来看望他，他趁土司及佣人不在旁边，就把种植仙草的山坡告诉了他们，还把草药配方也一一告诉了他们，并告诫他们不能让山下财主和土司知道，话刚说完他就死了，苗民们记住了山漆临终交待，严守秘密。一年过去，在苗寨的山坡到处都种出仙草，叶轮生绿小叶七片，轮伞花序顶生，碧绿色，果实成熟时鲜红色，好看极了，苗民们说我们就叫它山漆吧！后来根据该植物叶形，演变成"三七"了。随着时间推移，慢慢地在周边县的山区也进行大量种植，但是产量不高，质量欠佳，后来一个云南买山货者来到了广西田阳住在一户很穷的苗民家里，见他家很穷，有几个女儿，就关心地说："我们云南文山地理条件好，种什么都有收成，我家三个儿子很孝顺，您将其中一个女儿嫁给我的一个儿子吧！并且给了苗民一大笔银元，苗民见山货老板为人厚道，又曾听说文山是好地方就答应了，并说："我家很穷，您都看到，没有什么东西陪嫁的，只能把种三七的技术和种子随同女儿带去吧，在三个女儿中老二想起姐姐要照顾年迈的父母，妹妹还小，她愿意出嫁，就这样她带着祖传种植三七的技术和种子跟着山货老板到了文山，和山货老板二儿子完婚，她在文山公公家孝敬长辈，热爱侄儿侄女，与左邻右舍相处和睦，深得周围百姓好评，她还保持苗民本色，爱劳动，天天下地干活，她见文山气候条件，土壤都很好，就把带来的三七种子种下，第一年长出绿色的小苗，叶五片，十分喜人，第二年在茎上长出了二叉，每叉有七片小叶，第三年长出三叉，每叉七片小叶。茎顶长出了绿色轮伞花序，莹莹耀眼，她高兴地挖出来一看，"猴头"一样的三七又大又好看，二十个足有一斤多，比起娘家田阳的三七，简直两重天。她带着出嫁三年种植的三七回到娘家给父母报喜和给乡亲分享。

在文山通过数代人的努力，培植出来的三七闻名全中国，销往全世界。文山的三七给药厂提供了质优的原料，因此云南白药成为中华国宝，伤科圣药。

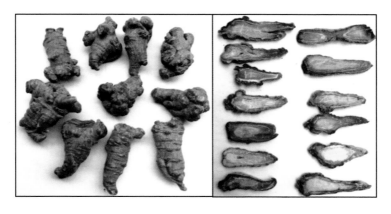

3　千年良药何首乌

禹余粮、杜仲、徐长卿、刘寄奴、女贞子、相思子、牵牛子、使君子、金鸡纳皮、何首乌等中药，无不包含一个个耐人寻味、优美动听的传说故事，而何首乌的传说故事则是其中最耐人寻味、最优美动听的故事。

何首乌来源于蓼科植物何首乌 *Polygonum multiflorum* Thunb. 的干燥块根，全国南北大部分省区均产，常生长于山坡石缝间，路边土坎上或灌木丛中。一旦有栽培在庭院花园就会被视为无上珍品。鲁迅先生的《从百草园到三味书屋》写道："何首乌有臃肿的，有人说何首乌根像人形，吃了可以成仙……"，"请吧，请到我们家看看何首乌吧，那还是我爷爷栽下的吧！听爸爸妈妈说块根变成人形了，吃了会成仙的。"如果从有文字记载的唐代散文家、哲学家李翱所撰的《何首乌》传说算起，那么这个故事流传一千多年，一代又一代地传下来，将何首乌传得神乎其神，栽培在小桥流水家，蔓延于竹木墙壁之间，再栽培一些红花绿草，美化了环境，配上吃了可成仙的仙药。何首乌块根补肝肾，乌鬚黑发，吃了延年益寿，真是会变活神仙了，何首乌不但块根可以药用，藤茎药名"夜交藤""首乌藤"，也可药用，何首乌块根又名赤首乌（色泽），李时珍说汉武帝时有马肝石能乌人发，故后人隐其名称"马肝石"。在湖南、陇西等地称何首乌为"铁秤砣"，因质地坚重而得名。

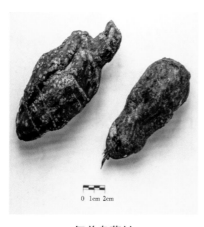

何首乌药材

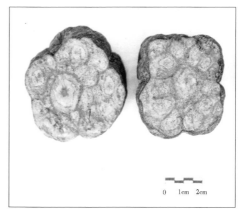

何首乌饮片

相传在很早以前，顺州南河县（今广西陆川县），有一个叫何田儿的小伙子，从小田儿体弱多病，骨瘦如柴，眩晕无力，于是外出寻求民间草药治病疗疾。一日走到一座庙宇前，腹中饥饿体力不支，晕倒在地，为庙里的道士所救，于是何田儿拜庙里道士为师，精心修练道术，潜心专研导引，以强体魄，身体情况大有进步。一晃三十年过去了，何田儿五十有余，未曾婚娶，一日何田儿与朋友相聚多饮了几杯酒，回来在小路上醉卧不醒，朦胧中似见两株三尺余长的藤蔓，相交在一起，久久不散，散后不久，再度相交，如此往复不止，田儿看到此情景，心中感到诧异，顿时酒醒，发现自己躺在路旁的藤蔓之下，于是好奇地挖出藤蔓下的根，其形状大小、长短不一，回庙宇请教道长和众道士，都不知是何种植物。

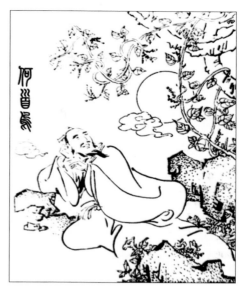

一日上山偶遇一山中长发老者，其步履快捷，耳聪目明，须发乌黑，田儿向老者请教这是何物，并将梦境告与老者。老者说道，此藤所呈相交之象，确实奇怪，但似有龙凤呈祥之兆，这是上天降给你的祥瑞，赐给你的神药，不妨服之试试。田儿感到有道理，嘴里说道多谢老者指教，抬头发现老者已不知去向，不由得惊出一身汗。回去将这种根晒干研成粉，每日服之，服了一段时间，田儿感到日渐强壮，宿疾自愈，服了一年多后，田儿的须发变得乌黑，容颜润泽红光满面，似有返老还童之象，且在花甲之年娶一妙龄女子为妻，竟生

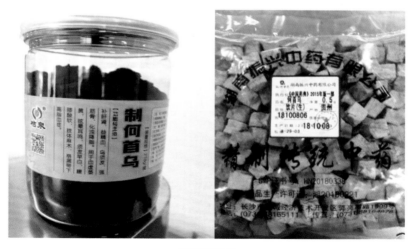

何首乌饮片

儿育女。田儿喜上眉梢，将名字改为能嗣，并将此药的服法传授给儿子延秀，又传给孙子何首乌。首乌服了此药后，须发乌黑至年老不变，体质强健，子孙满堂，首乌年值一百三十岁时，仍须发未白，乌黑油亮如年轻小伙子，乡邻百姓来请教首乌服什么长生不老药，首乌拿出这怪状根块介绍给乡亲，但百姓谁也不知道为何物，一位头领说，那就叫它何首乌吧，何者，是首乌之姓也。从此何首乌延年不老的效用流传到民间，被后世医家收录于本草之内作为药物。

4　镇惊祛风用天麻

　　天麻为兰科植物天麻 *Gastrodia elata* Bl. 的干燥块茎，主产于四川宜宾、乐山，云南昭通、丽江，贵州毕节、安顺，河南栾川、嵩县，湖北恩施、神农架，安徽金寨，湖南怀化等地。

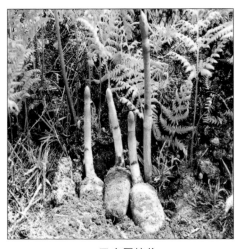

天麻原植物

　　天麻　三国名医华佗大弟子吴普在《吴氏草本》中称其为"神草"，东晋葛洪《抱朴子》称其为"独摇芝"，唐人甄权《药性本草》(《药性论》)称其为"定风草"，陶弘景云："赤箭亦芝类……有风不动，无风自摇。如此，亦非俗所见。"《新修本草》亦云："赤箭是芝类。"所谓芝，古人分青、赤、黄、白、黑、紫六种。放过余芝不言，只说紫芝。紫芝者，即今之真菌类植物正品灵芝草也。李时珍云："昔四皓采芝，群仙服食，则芝亦菌属可食者……"转弯抹角地说出了天麻与真菌的关系。真菌，即通常所说的蜜环菌 *Armillaria mellea*（Vahl ex Fr.）Quel。它是天麻的寄主，天麻即以蜜环菌的菌丝或菌丝的分泌物为营养来源，借以生长发育。真是无蜜环菌，即无天麻。这究竟是怎么一回事呢？

　　为了透彻地了解这一问题，我们不妨拜读一下张维经写的《天麻与蜜环菌》一文，对天麻奇异的生活方式、营养的供应者——蜜环菌、天麻与蜜环菌之间的生死搏斗、天麻的一生等作了生动形象的描述。

奇特的植物，必然有它奇异的生活方式。我们通常所见的高等植物，都有根、茎、叶三个部分，天麻虽然也是高等植物，但从它身上却看不到绿色的叶和根，只有茎和茎上长着一些鳞片。没有从土壤中吸取水分和养料的根，没有进行光合作用的绿色叶片，那么天麻到底是怎样生存的呢？原来这个植物界的"怪物"，在进化过程中，学会了一套特殊的本领，专"吃"来犯之敌——蜜环菌，过着真菌营养性的寄生生活。哪里有蜜环菌，哪里才会有天麻，没有蜜环菌的地方，是断然找不到天麻的。由于蜜环菌分布在潮湿的森林或其边缘，所以在这些地方才可能找到天麻。山高谷深，水系远长，雨量充沛，气候湿润的深山林区，给各种动、植物的生长繁衍创造了极为优越的条件，名贵的天麻也就是诞生繁殖在这里。山区民间有"青枫树下卧天麻"之说，意思是在逐渐腐烂的壳斗科栎属植物槲栎（*Quercus aliena* Blume）、辽东栎（*Quercus liaotungensis* Koidz.）及栓皮栎（*Quercus variabilis* Blume）等的树根底下常有天麻生长。

通过四十多年科技人员的不懈努力，天麻早已由野生变为家种，在全国大部分山区蓬勃发展，给当地农民带来了致富喜悦，给患者带来治病良药。

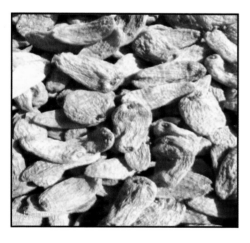
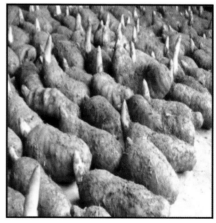

5 山区人民话百合

百合为百合科植物卷丹 *Lilium lancifolium* Thunb. 或百合 *Lilium brownii* var. *viridulum* Baker 的干燥肉质鳞叶。具有养阴润肺，清心安神的

功效。用于阴虚燥咳，劳嗽咳血，虚烦惊悸，失眠多梦，精神恍惚。全国大部分地区都有生产。主产于湖南邵阳隆回、怀化及湘西龙山，浙江吴兴、长兴、龙游，江苏宜兴、江浦，陕西大荔、兰田，四川中江、合川，安徽安庆，河南嵩县、栾川等地。以湖南所产质量最好，浙江产量最大。

因品种产地不同，传说的故事在湖南、浙江也略不相同。

传说一

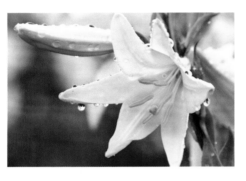

早在上千年以前，在宝庆府（今邵阳市）的隆回县，遇上了百年一见的旱灾，平地大部分植物都因缺水干死了，尤其居住在罗洪镇望云山区的汉族老百姓，因干旱更是度日如年，少量种植的水稻全干死了，颗粒无收，种在山坡的玉米也都干死了，全靠吃红薯、挖野菜艰难度日。生活实在没办法，该怎么办？在他们村寨里有一个年青人听老人讲："在衡山县境内的南岳山大庙里的菩萨十分灵验，尤其是那祝融峰上的菩萨对民间百姓求雨、求婚姻和求生男育女更是灵验，只是路途很远。"青年人讲："我有的是力气，只要求到雨就是上天山、去东海，我也敢去！"于是他毅然决定去衡山南岳上拜佛求雨。他告别了父母双亲及邻居。背上了可吃十余天的红薯踏上去南岳的征程，经过十余天艰难跋涉到达南岳山下，向当地村民打听，南岳庙在何方，村民告诉他，"再往前走三五里路，看见山中一座金黄灿灿的大庙，那就是南岳庙了"。年青人到庙里，只见求神拜佛的人众多，他赶紧把父母给的铜钱全部买了香烛，用火点燃，诚心地反复向菩萨磕拜，求上天保佑家乡消灾降福，解除旱灾。随后他又遵照老人和父母的交待，上南岳最高的祝融峰再次拜见菩萨，保村寨平安。

由于十余天的行程，一路上风餐露宿的劳累，年青人的体力不支，沿着崎岖小道一路攀登，实在劳累，停了下，一看南岳群峰林立，一座山连着一座山，而且越来越高。他想这么多山，一座高过一座，到哪里去找祝融峰？他又走着走着，突然看见从山上下来一个道士，他急忙向道士打听，道士说："你要去祝融峰，还只走了一半，还要往前走，前面有一道观，再往前走就半山亭了。"按照道士的指点，走了一段见路旁果真有一"道观"，他拜一下，出门见老年人所念"道观"门联"遵道而行须努力，欲登顶峰莫辞劳"，他想起老人想起门联，信心足了，到了半山亭稍作休息，吃了一块红薯又继续登山前行，走着走着，突然前面出现了三条小路，哪条才是去祝融峰的路啊？他想起父亲的教诲："三行者必有我师，学问学问不懂就问。"他看见路旁山坡中一个当地采药老人就问，您在挖什么东西啊，老人

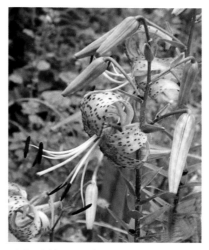

说挖黄精、玉竹，这些是药，同时也可食用。还有重楼、细辛，在山区重楼可治毒蛇咬伤，细辛可去风寒，年青人问筐内一个个白白的一瓣瓣紧抱的是什么，老人说是"山丹"，既可吃又可以药用，是山里最好的东西，年青人心想这些不是我们村寨山上都有吗？他沿着采药人指的路，一路前行到了铁福寺，再行四里地登上了南天门，一望一座高高的寺庙耸立祝融峰山。这时已是下午三点，他赶紧登峰，又走了二里地，才登了顶端。

　　一眼望去，山上人山人海，山下一片郁郁葱葱，美景尽收眼底。他无心观赏，立即烧香拜佛，求神仙菩萨保佑家乡，不要再天灾人祸。他立即沿途返回山下，第二天清晨赶往隆回的山寨，他拿着采药人送给他的一瓣瓣白色蒜头样山丹，照着去采挖山丹，煮着吃，又甜又清香。他把这消息告诉山寨村民，大家都去采挖。由于长期采挖，"白色蒜头"渐渐少了，年青人想是否在山下房前屋后空地可以种植，于是他将一片一片鳞叶种上，第二年长出新苗，第三年他挖出来一看，啊，比山中的山丹个头还大，颜色又白，他高兴极了，把这消息告诉大家，家家户户都跟着种了起来。他想起采药老人讲既可以药用也可以食用，何不卖到宝庆府去，卖个好价，换回一些粮食、布匹、食盐呢？于是他和其他年青人一起将"蒜头"集中起来用船运去了宝庆府，镇上居民问他们这一瓣瓣"蒜头"可以吃吗，他们说，不但可食用还可药用来补身体。几个年青人想这是咱们山寨上百户人家种的，这个"山丹"又是颜色白白白的，数瓣组成，那就叫"百合"吧。其中一个年青人讲，我们春节闹龙灯时龙头内的牙齿就像百合的鳞叶，就叫"龙牙百合"吧。大家异口同声说好，就叫"龙牙百

合"。龙牙百合由宝庆经资江而下运往黔阳（今怀化），后运往岳州（岳阳），通过长江水道运往武汉、南京等地，龙牙百合就这样传开了。

传说二

东海上有一伙海盗，经常到海边打劫渔民。这天，海盗又上岸来抢一个渔村，他们把粮食、财物搬上贼船，又把妇女儿童劫走，然后驶向大海中的一座孤岛。

一天，海盗们又到别的地方抢劫去了，他们知道这些妇女和孩子没办法逃出孤岛，所以一个看守的人都没有留。第二天，狂风大作，雨如瓢泼，卷起恶浪有几丈高。被抢来的妇女跑到海边，纷纷祈求龙王，盼望风暴快把贼船掀翻。几天过去，不见海盗踪影，那伙强盗真的全掉进大海喂鱼了。大家十分高兴，可是又过了些日子，等他们把贼窝里的粮食吃光后，又犯起愁来，四周是望不到边的大海，到哪儿去找吃的呢？岛上抢来的金银财宝虽说很多，可不能吃啊。人们饿得头晕眼花，就在岛上到处找吃的东西，什么鸟蛋啊、野果啊、被潮水冲上岸的死鱼啊，总之，能填饱肚子的就吃。有一天，有位妇女挖来了一些圆圆的像大蒜头一样的野菜根子，煮熟一尝，还挺香的，还有甜味，大伙纷纷挖起这种野菜根子来了，一连吃了好几天，他们发现这种东西不但像米饭一样解饿，就连原先几个身体瘦弱、痨伤咯血的病人，吃了这种东西也都恢复了健康。

过了一段时间，有一条采药船偶然来到孤岛，当采药人听了这些妇女儿童遇难的经历很是奇怪，问道："这荒岛上根本不长粮食，你们吃什么呀？吃得又白又胖。"妇女们就把挖来的"大蒜头"拿给采药人，采药人掐点儿尝尝，很甜，猜想它可能具有药性。后来，采药人找来一只大船把妇女和儿童接回陆地，并且带回许多"大蒜头"去岸上村庄种植。

经过栽种、试验，果然发现这东西有润肺止咳、清心安神的作用，就把它当药用了。可是这药还没有名字啊，采药人掐指一算，在岛上遇难的妇女和孩子，合起来一共百人，就把它叫作"百合"了。后来浙江商人来湖南龙山购买山货及药材，同时也带来海产品及百合，就这样，龙山就有了卷丹百合了。经过几百年的种植，龙山的百合产量高，质量好，被全国所公认。

有诗云：

春去无芳可得寻，百合最早生山林，
红白黄花有三种，招来蜜蜂忙不停。
鳞茎鳞叶层层叠，洁白无瑕紧抱生，
若问三种咋区别，细看脉纹便可分。

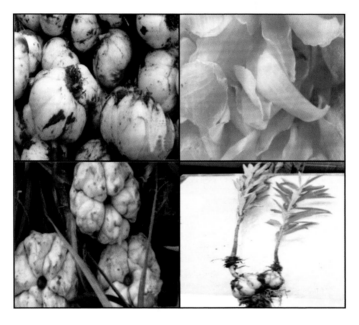

百合原植物

6 说古道今话党参

一提起参，人们便自然而然地会联
想起一大串带"参"字的中药名称来，
如人参、党参、西洋参、南沙参、北沙
参、孩儿参、玄参、丹参、苦参、拳参、
手参、竹节参、珠子参、土人参、刺人
参、土党参、明党参、四叶参、蓝花参、
小红参、华山参、茄参、峨参，等等，
其中较常用者为陶弘景《名医别录》中

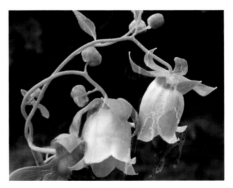

党参原植物

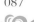

所谓的五参：人参、沙参、玄参、丹参、苦参。五者之中，人参虽大补元气，为一般人所尊之，崇之，爱之，慕之，然价格昂贵，故常以党参代之，这样一来，后起之秀的党参便一跃而位居人参之下、众参之上的最常用中药了，处方者时时处之，服药者常常服之，医生与病家均对党参产生了深厚的感情，相信大家也想进一步了解其生平历史与药用价值。

党参的名称来历

党参为桔梗科植物党参 *Codonopsis pilosula*（Franch.）Nannf.、素花党参 *Codonopsis pilosula* Nannf. var. *modesta*（Nannf.）L. T. Shen 或川党参 *Codonopsis tangshen* Oliv. 的干燥根。党参属多年生缠绕草本植物，细细的藤茎，拐弯抹角地缠绕在其他种植物之上；卵形或广卵形的叶片，毛茸茸的，互生、对生或假轮生于细细的藤茎上，给人以纤纤娇嫩之感；秋季于叶腋间开出一朵朵花来，仿佛一口口钟，宛若一个个铃铛儿，淡黄绿色，上面又散生着污绿的小斑点，显得十分秀气！虽然算不上奇葩异花，但也够别致的了；下面生着一个长圆柱形的根，一声不吭地钻在土中，支撑着茎茎、叶叶、花花、子子，最后毫不吝啬地将自己的全身献给了人类的健康事业。

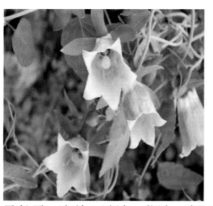

据赵芫臣所著《党参新研究》一文中考证，党参之，名起于隋文帝时代，"参"原作"蔓"，或省写为"蔄"，从"草"（义符）"浸"声（声符），"浸"除表声外，且兼表义，浸渐之意，即年深日久，浸渐长成的意思。说明党参与人参一样，均为多年生宿根草本植物，有生长缓慢的特点。党，地名，古时上党之地，即今山西长治及长子、壶关、潞城、黎城、襄垣一带。后来又在山西北部五台山区之五台、静乐、宁武等县发现野生党参，称"五台党参"，简称"台党"。其品质之优，居潞党之上。

一个离奇的故事

从历史上来看，党参一药最早收载于距今二百七十多年前清朝人张璐（石顽）的《本经逢原》与《张氏医通》两书上，随后吴遵程（仪洛）的《本草从新》、赵学敏的《本草纲目拾遗》、黄宫绣的《本草求真》等清人著作中均予以收载。近代人张山雷（1872—1934）在其所著《本草正义》中云："今则南北通行，凡医药中应用人参者，几乎无不用此。"可见以党参代替人参药用时间之久、地区之广。党参代人参药用，除了功能上基本相近外，其另一原因就是我国古代的一些本草作者，误将党参当成了人参。关于这一点，后世学者多有指证。曹炳章云："按前贤所谓人参，产上党者，即今党参是也。"赵荩臣云："以中国研究者，人参，党参多有混合为一物而不分别之。分明两种而不可混淆，俗医竟以一物而应用哉。"

明代杰出医药学家李时珍在《本草纲目》人参项下一贯沿用其说："上党，今潞州也。民以人参为地方害，不复采取……"并引述了《广五行记》中一个颇为荒诞离奇的故事："隋文帝时，上党有人宅后，每夜闻人呼声，求之不得，去宅一里许，见人参枝叶异常，掘之入地五尺，得人参，形如人体，四肢必备，呼声遂绝。"这样一来，由于时代局限性，我们的几个先辈在他们的著作中便犯了一个小小的过失，把本不产人参之古上党地说可产人参，同时又给上党之党参披上了一层神秘色彩的迷信外衣，冒充人参，其价如银，张冠李戴，以讹传讹，直到清代张石顽等人才拨乱反正，还其本来之面目。正如赵荩臣所云："考中国本草，自古迄今上下数千年，除张璐、吴遵程、黄宫绣、屠道和在应用上大略分别言之，再无医界中人认党参为另一种而详细研究者。"

一个神奇的传说

相传在很早很早以前，在白龙江流域一个山高深沟、树高林密的山下散居着一户一户的回民，靠着养牛、养羊，靠挖贝母、种当归、种苞谷过日子，生活过得极为艰难，如果年份不好，遇上天灾，日子便更加难熬。特别是山下一户人家，父母劳累成疾，生活更是度日如年。有一天，来了一个五台山的老和尚到他家里化缘，老人实在拿不出什么，就叫儿子给了一包苞谷给他，老和尚看了看他家情景十分同情，就对老人的儿子说："你上五台山去拜拜佛，抽个签吧，佛会保佑你家的。"老人听了，想起家里想不出什么办法，就叫儿子上五台山求神拜佛。八月正是北方天高气爽的季节，小伙子不畏艰难、风餐露宿，几经转折终于到达了五台山，上山求佛保佑，下山时恰好遇到了那天化缘的老和尚，老和尚见小伙子心诚，为人善良就将一包党参种子给他，并说拿回去种在沟旁、林下，三年后就可以采挖，能治好你父母的病。小伙子按照老和尚的指点，回家后就将党参的种子撒在沟旁、林下。时间似流水，一晃三年过去了，一天小伙子在林下发现长着许多老和尚要他种下的党参。他按照老和尚的交代，挖了党参每天给父母吃，不到一个月，他父母的病好了，父亲能下地干活，并挺精神，母亲能下厨做饭，养鸡喂狗，一家日子过得很好，附近的回民都传开了，小伙子就告诉乡亲种植党参。后来，又带到文县等地种植，并且在文县党参长势更好，小伙子不忘老和尚的恩情，每年到了八月就结邀当地人民一起到五台山拜佛，并带上一些食物，以谢老和尚，这就是因地制宜，勤劳致富的一个传说，后人有诗云："五台山上仙气灵，播下台党为人民，甘肃弟子取经去，就在文县也栽培，心诚地灵质更佳，价廉物美都用它，味甘性平大补气，自古堪称真人参。"

甘肃党参

美丽富饶的神州，到处都是党参的故乡，从长白山到太行山，从黄河到长江，遍布于东北、华北、西北、西南诸省区，但就数量最大、质量之佳而言，甘肃党参则大有后来者居上之势。

甘肃党参，属西党中之最佳品，采种之历史亦颇悠久，既有野生，又有半野生半家种，近年来更有大量家种既供内销，又供出口，很受国内外市场欢迎，其中最有名者要算西潞党与文元党了。

西党参来源于桔梗科植物素花党参 *Codonopsis pilosula* Nannf. var. *modesta*（Nannf.）L. T. Shen 的干燥根。西党参之名，已有几十年历史，因主产甘肃陇西、定西而得名。西党参包含防党、纹党及野党三种。

1. 防党　来源于桔梗科植物党参的干燥根，在清代本草中多有提及，载名"防风党参"认为是质佳品种，谓其根环纹多，似防风样，故名。主产于甘肃两当、天水、临夏、临洮、岷县、武都，陕西凤县、眉山、岐山等地之秦岭终南山地，分野生和家种两种。

2. 纹党　来源于桔梗科植物素花党参的干燥根，又称文元党、文党，因主产甘肃文县而得名，主产于甘肃白龙江流域的文县，宕昌，武都，四川的南坪等地均为家种。在文党中挑出质佳者商品称为"晶党"。

3. 野党　产区较广，主产于陇西、定西、临洮、渭源等地区，商品又称防党或野党。

山西党参

潞党参来源于桔梗科植物党参 *Codonopsis pilosula* （Franch.） Nannf. 的干燥根。

潞党参之名，由来已久，原为山西潞州特产，近二十余年来栽培种植地区不断扩大，甘肃、云南、广东都已引种成功，并大量生产，尤以甘肃产品质量甚佳，产量、质量都不在山西之下，该省还自立品名称"白条党"，近十几年来这个规格在各地习用，大多业务内行都知道是甘肃潞党，而非指单枝条党。

潞党参产于山西潞城、长子、长治、壶关、平顺、黎城，甘肃定西、陇西地区天水、武都岷县，云南大理、云龙、潞西，广东汕头、潮安等地。

山西潞党常三四十条捆成一把。单条呈圆柱形，上半部不分枝或少分枝，中部以下有二至三分枝，长约 30cm 左右，芦下直径 0.5～1.5cm，芦头较小，不超过芦下直径，习称"泥鳅头"，表面土黄色至黄白色，无横环纹或极少，纵皱纹明显，有横长皮孔。质柔软具弹性，断面黄白色，菊花心明显。气香，味甜而具青草气。

甘肃白条党（甘肃潞党）根条匀而长，色黄白，弹性足，主根也较长，大多在下段才分枝。商品要比山西新条潞党好。故目前大多从甘肃采购党参。

关于党参的真知灼见

党参为我国最常用的传统中药之一，千百年来，广大劳动人民对其种植、采集、加工、贮藏、品质鉴别等，均有极为深入的研究，由此形成的一些真知灼见，实在是极其宝贵的经验。

例如，土地以肥沃的腐殖质壤土，或沙质壤土为宜；性喜凉爽，幼苗怕强光，种植时应与生长迅速的白菜、油菜、荞麦等同时播种，得到他类植物叶片的庇荫，以利生长，待苗长大时拔去；施肥以植物肥料如豆饼、油渣为上，切忌动物肥料如骨粉等；生于阴山者，体坚多横纹质佳，生于阳山者，体松质次。

采挖以生长五年以上者为佳，生长一二年，糖分不足者质次，生长八九年，糖分减少，为"越龄货"者质亦次；采挖之年，人工剪去花蕾，勿使开花结实，否则消耗营养，精华不能充于根部，影响质量；采挖之日应选择晴天，以秋季九十月间苗叶枯萎时为宜，次春苗未发芽前亦可，春、夏苗盛时采挖者质次，采挖之时，应从根之周围下铲，忌伤根，否则乳汁外溢，药效必减大半。

将采挖的党参，按大小分别用绳串起，晒至半干，用手或木板搓揉，使皮肉相连，内部充实，边晒边搓，如此反复三四次，最后充分晒干，否则参身皮肉分裂，虚松不实，质量不佳。

当年采收者质柔而润，药力充盈，疗效满意，贮存过久，糖分散失，不及新药；因含糖分较多，难于干透，最易虫蛀，故应勤翻勤晒，置通风干燥处。如果霉烂虫蛀，则有"霉药不治病，虫蛀伤药性"之弊，徒有党参之名，而无党参之实，不堪药用。

党参品质的优劣，以经验鉴别之，则以横纹到顶（近芦头处尤应缜密）、皮肉相连、条粗坚实、肉分肥厚，内色玉白或皮肉粉红如胭脂色、柔润不枯、味甜鲜美、脂膏特多、嚼之无渣、芦头上有黑色斑疤或糖分外渗形成结晶、横切面显菊花心者为佳，若外皮粗糙、皮肉分裂、虚松不实者质次，霉烂虫蛀者不堪药用。

党参气血双补

党参为我国医药学中最常用的补益药之一，习惯认为属补气药；据现代医药学研究又有补血作用，具有补气与补血两大功用。祖国医药学界认为：男子以气为本，女子以血为本，而临床上气虚者常兼血虚，血虚者又常气虚，气血两虚者，更是屡见不鲜。气为血帅，血为气母，气旺则可生血，血旺亦可生气，故无论男女之气虚血虚患者，均可用党参治之。

人参补气，缺补血之功，当归补血，乏补气之力，唯独党参气血双补，兼具二功，故在临床上颇有独到之处。张山雷《本草正义》指出："力能补脾养胃，润肺生津，健运中气，本与人参不甚相远，其尤可贵者，则健脾运而不燥，滋胃阴而不湿，润肺而不犯寒凉，养血而不偏滋腻，鼓舞清阳，振动中气，而无刚燥之弊。"实为补中益气，健脾和胃，补血生津之要药。

例如，《太平惠民和剂局方》中的名方，"参苓白术散"即人参，茯苓，白术，多用党参代替人参，又如，"四君子汤"即人参、白术、茯苓、甘草，也用党参代替。由此可见党参用药十分广泛。

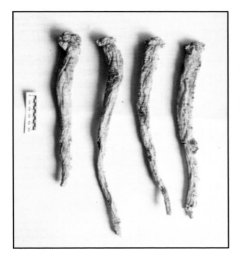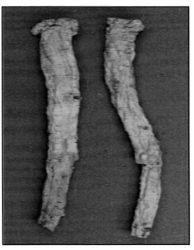

党参药材

7 药食同源话莲子

莲子为睡莲科植物莲 *Nelumbo nucifera* Gaertn. 的干燥成熟种子，是我国最为常见的药食同源的中药之一，有五千多年的历史。在我国绝大部分省区各民族的传统医学中均有广泛应用，并且被开发成药品、食品、保健品等产品，逐渐发展出多样化的莲子产业链，形成了目前庞大的"莲子产业体系"。据《中华人民共和国药典》收载，莲子具有补脾止泻、益肾涩精、养心安神等功效。随着健康产业的发展与全球化进程的加速，莲子不仅融入了国民的日常生活，更紧随世界贸易的步伐走出了国门。

两千年前的《诗经》中吟咏"山有扶苏，隰有荷华"（《郑风》）"彼泽之陂，有蒲与荷"（《陈风》），诗句中的"荷"，即是"莲"的另一名称。荷花即莲花，又称水芙蓉花，一直被我国人民所赞美所称颂。历代文人墨客爱莲，称它为"花之君子"。给莲以"花之君子"美称最早有两人：一个是宋朝的周敦颐。他在一篇仅百十余字的《爱莲说》短文中说晋陶渊明独爱菊，自李唐以来世人甚爱牡丹，而他独爱莲出淤泥而不染，濯清涟而不妖，中通外直，不蔓不

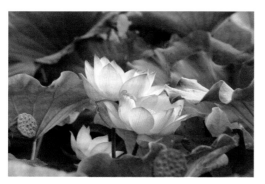

枝，香远益清，亭亭净植，可远观而不可亵玩焉。接着他感慨地说：如果说菊为之隐逸，牡丹花为之富贵，那么，莲则为花之君子。

另一个是明朝的叶受，他根据周敦颐给莲的美称写了一篇《君子传》。在这篇文章中他讲了这样一个故事，从前有个叫君子的人，名莲，又名菡萏（荷花），字芙蓉。相传为神仙世家，祖祖辈辈居在一华山玉井中。他的始祖叫碧藕，寿高千岁。周成王时，西王母进见穆天子碧藕曾在瑶池陪宴。他的子孙散在各地，世袭其，自以为仙流出身，洁白聪明意气清虚，隐居不与世人为伍。其居住的地方虽污泥重渊，也不在意。传十代至君子。君子一表人才，心芳貌溢。唐玄宗与杨贵妃游太液池，近臣将相不得相随，唯君子可侍从，足见唐玄宗对君子的器重。后因安禄山之乱，君子离开皇都。当时佛宁以中有个叫金仙氏的人，仰慕君子斋洁，留他参侍世尊，君子厌恶他志不同，道不合，没有答应。自此流落江湖，甘同草芥，不希荐达。

由于宋朝周敦颐的《爱莲说》赞美莲花出淤泥而不染，明朝叶受的《君子传》干脆给莲花取名为君子，人格化，说他是神清骨润的仙人，于是莲花为"花之君子"的美称，也就世代流芳了。莲花也成了华夏子孙心目中的"花之君子"，并以此来象征一个人洁身自好的气质，暗喻人们淡泊名利的美德。

莲子商品名称的由来和产地

我国莲子分布较广，主要分布于华南、华东、华中水域，主产于湖南湘潭、常德、岳阳、衡阳，湖北江陵、洪湖，浙江金华、武义，安徽芜湖、安庆，福建建瓯、建阳，江西广昌、石城，江苏宝兴、镇江，江浙间的太湖，苏皖间的洪泽湖，苏鲁间的微山湖，山东淄博以及广西柳州等地，其中湖南湘潭（湘莲又名三寸莲）、福建建宁（建莲）、江西广昌（赣莲）、浙江武义（原宣平县）在历史上一直就有种植莲子的传统。目前以湘莲、建莲、赣莲产量最大、质量最佳，为市场主产品，在当地流传许多关于莲的美丽传说。

莲子在民间美好的传说

现抄录几种传说如下：

1. 天下红莲第一莲——湘潭莲子 "湘莲"一词最早出现在南朝江淹《荷花赋》："著缥菱兮出波，揽湘莲兮映渚。迎佳人兮北燕，送上宫兮南楚波。"清光绪《湘潭县志》云：湘莲有红、白二种。相传在很久以前湘潭县东南部花石镇附近的紫荆山上有一座凸起的山峰，名叫莲花寨。据说莲花

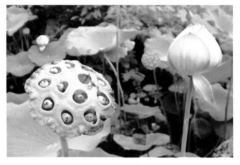

莲子原植物

寨里有一个占地面积几百亩的莲田，是财主马万财的。但因为他懒惰，不肯劳作，因此便雇用了一个名叫王玉的小伙帮他种莲。王玉不仅勤劳能干，而且为人老实，白天帮财主种植莲花，夜晚帮他看管山林，因此他便在山中搭建了一个安身的茅草棚。

王玉种莲非常精心，灌水、施肥、除虫、去草非常及时，把马家的莲子种得很好，结果实多，颗粒又大，为马家赚了不少的钱，因此马家留他干了几十年。王玉渐渐地人老了，成了一个孤老头子，每天还是要干很重的活，回茅棚里还要自己做饭洗衣服，十分劳苦和孤单。一天，他拖着疲劳的身子回到茅棚，又饿又累，实在不想动了，但肚子里咕咕地叫，没办法，还得去生火做饭。他去生火，发现灶里的火还未熄灭；他去刷锅，锅里已有热气腾腾的饭菜，还有一碗莲子汤。他感到很奇怪，但迫于饥饿，先吃饱肚子再说，饭菜特别香，吃了以后力气大增，神清气爽。以后接连数日，天天如此。开始以为是哪个好心人帮他做饭、洗衣服，可又不见人影。他决心弄个明白。一天，他提早收工上山，躲在凹地附近的树木里，看有什么人来。等着等着，忽然一阵芳香飘来，凹地池中飘起两片翠绿的大荷叶，接着长出一枝未开的莲花。莲花渐渐开放，花蕊中有一个十六七岁的小姑娘，满面粉红，像莲花一样美丽，身材窈窕，上穿粉红衣，下系翠绿裙，光彩照人，从莲花上走下来，上了岸，走进茅棚去了。一会，茅棚顶上升起缕缕炊烟，飘出饭菜的香味。他再看池中的莲花，已经不见了。一会儿，姑娘又拿出他的衣服，在池中洗干净，拿进屋去

了。王玉怕惊动姑娘，以后不再来，便躲在树林里观看。傍晚，那姑娘从茅棚中出来，走到池边，手一招，池中又涌现出那支大莲花。姑娘走进莲花之中，霎时，荷叶莲花沉下水去。

这样又过了几天，王玉觉得人家天天帮自己做事，连谢都不谢一声，太对不起人了。有一天，姑娘走进茅棚后王玉跟了进去，在门口咳嗽了一声，惊动了姑娘，那姑娘立刻要走。王玉挡住说："我知道你是莲花仙女，天天帮我做事，我只是想当面谢你一声，没有别的意思"。姑娘说："我不是莲花仙女，是莲花仙子的弟子，叫金莲花，田里的莲花都是我的姐妹。莲花仙子感谢你精心照料我们姐妹，又见你孤身一人，生活困苦，派我来帮助你"。说完便要走。王玉也不强留，只是叹了一声气说："我一个孤老头子，要是有你这样一个孙女就好了，希望你以后常来"。金莲花同情地点了点头，飘然而去。

2. 李直与荷花仙子——建莲的传说　建宁种植莲子有一千多年历史了，县城濉城西门的百口莲塘因土肥水好，生产的莲子成为进贡皇宫的精品，被称为贡莲。相传盘古开天地不久，王母娘娘在天宫瑶池请各路神仙吃蟠桃宴，仙女们也都争着送各种仙果为王母娘娘祝寿。可惜荷花仙子捧着鲜莲子汤姗姗来迟，这惹得王母很不高兴，又见她进贡的只是一碗鲜莲子汤，一气之下，挥手把荷花仙子的那碗鲜莲子汤打落了，泼向人间，正好落在金铙寺前的两口放生池内，不几天，那两口池塘一口开红花，一口开白花。荷花仙子也随之被贬到建宁的金铙山受罪，还派了一条在金铙山修炼的蛇精看管她。

那么金铙寺前的莲花又怎么移植到濉城西门莲塘呢？这与一个叫李直的人有关。

李直是濉城西门龙宝山下以卖柴为生的一位后生，壮实得像一棵笔直的松树，他性格耿直，待人热情，好打抱不平，是个敢为朋友两肋插刀的人。农历六月二十四日，李直到金铙山砍柴，被一条红石溪挡住了去路。正在他疑惑间，他看到了对岸走来一位洗衣姑娘，美貌如仙，便大声问她："大姐，这附近可有桥过？"那姑娘见是一位打柴的后生，长得眉清目秀，玉树临风，心中就有了好感，便从竹篮里抽出一条红绸带向对岸抛去，瞬时，红绸带就变成了一座桥。李直连忙走过桥，向姑娘道谢后，便往山里走去。

正在这时，忽听得山顶一声响，一条蟒蛇大声喝道："大胆荷花仙子，竟敢与凡人交往，我要奏明王母，重重地治你！"李直明白过来洗衣姑娘是荷花仙子，因渡自己过河而受罪，就跪下来替荷花仙子求饶，说愿替荷花仙子受罪。那蛇精因为看管荷花仙子，三月不知肉味了，早就嘴馋得要命，见了李直就像白骨精见了唐僧，蛇精对李直说："你帮我做件事，做好了可免荷花仙子之罪，做不好我就吃了你。"李直问："帮你做什么事？"蛇精说："到我的住处，拿一根扁担，到后山把两捆柴挑回来。"李直想，自己天天砍柴，挑两担柴有何难，便点头答应了。他接过蛇精给的扁担，转身就走。荷花仙子等在门外，待李直一出门，便拉住他说："大哥，那根扁担就是蛇精变的，那两捆柴是两只睡了的老虎，只要你惊动了它们，它们就会吃了你。"李直大吃一惊，荷花仙子又教李直："你拿扁担时，要抓住七节，七节是蛇的七寸，它就吃不到你。拿了扁担到后山竹林，挑柴时，要把扁担两头的尖头向柴火的中间戳去，那是老虎的嘴巴，老虎就吃不到你。"

李直按照荷花仙子的话去做，戳死了两只老虎，并用蛇精做扁担想挑两只死老虎回城卖个好价钱，走到半路，累得不行，李直便坐在路旁歇肩，蛇精偷偷脱身，很快没入路旁的草丛，李直回头一看，那根扁担不见了，知道那蛇精溜了，便提着柴刀朝蛇精大步追去。追到一片竹林里，蛇精突然不见了，正当李直在东张西望寻找蛇精时，荷花仙子飘然而至，对李直说："那蛇精就藏在这片竹林里，你从东往西数，数到第一百〇八根竹子，那就是蛇精，你朝第七个节砍去，它必死无疑。"李直按照荷花仙子说的，找到了那根竹子，拿起柴刀朝第七个节上用力一砍，顿时鲜血喷涌而出，随之，飞出一截蛇头来。掉在地下挣扎了几下，就死了。

荷花仙子很感激李直，说："大哥，你真勇敢，除了恶魔，让我得到了解脱，也为民除害了。"说完，就把两根白白的莲藕给他，说："你拿回去栽在田塘里，好生管理，不久就有收成，比你砍柴强多了。"

李直一回到家就把那两根莲藕栽在西门的一口塘里，只过了一夜，莲花就开满了塘，再过一夜又迅速向两旁的稻田蔓延，直到李直乡亲们在西门外又开了九十九口塘。为什么西门的莲子出名，就因为那莲子是荷花仙子送的莲种。

不久李直娶了个貌若荷仙的新娘，这是后话。结尾要说的是，后来，莲子在建宁广为种植，成了建宁人民发家致富的特产。建宁人民也将李直把莲花移植在建宁城关西门莲塘的那天定为莲花节，或称观莲节。

3. 朱熹与莲子 五夫里位于福建省武夷山市的东南部，自然环境幽美，气候宜人，物产丰富，人烟稠密，盛产白莲、红菇、田螺，素有"白莲之乡"的美称，是南宋朝理学宗师朱熹的故乡，朱子理学的形成地，朱熹在五夫里从师就学长达四十余年。

传说有一年的夏天酷热难当，少年朱熹夹着书本走在林荫道旁，面对莲田高声诵读周敦颐的《爱莲说》："出淤泥而不染，濯清涟而不妖，中通外直，不蔓不枝……""莲花之君子者也……"这时朱母远远地叫着他的小名寻了过来，手中还端着一碗莲子汤，朱熹慌忙放下手中的书，恭恭敬敬地双手捧过莲子汤，端到母亲面前，愧疚地说："母亲，您每天为我操劳，还是您先喝吧！"望着这聪明懂事的孩子，母亲百感交集地道："孩儿，莲乃花之君子，浑身都是宝。建莲作为贡品，一直供皇上享用，百姓也可自种自享，如此看来，君王庶民均为一体，孔孟之道存于其中。莲子，心是苦的，抽掉莲子心，它却甘美无比；莲藕也是人们喜爱的佳肴，还可制成藕粉；荷叶味苦，但清热解暑，也可供观赏。此中的用处，你应该都知道，做人也该如此，做一个有用的正人君子。"说完，母亲又慈爱地将这碗蕴含着做人道理的莲子汤送到朱熹手上，朱熹细细品着母亲这番意味深长的话语，沉思良久，终于悟出此中之意：莲子，即怜子也，慈母怜子的心是苦的，待日后学有所成时，那慈母的心就像抽掉苦心的莲子一样，变得甘美无比了。我应当发奋读书，用以报答母亲的这份养育之苦心。从那以后，朱熹更加废寝忘食地求学上进，常常苦读至深夜，十九岁就荣登进士，后来成为一代理学宗师。朱熹与莲子的传说也在当地流传开来，后人也常常用"莲花"来比喻一个人潜心做学问，淡泊名利的美德。

4. 西施与莲子羹　相传在吴越争霸时期，范蠡护送西施去吴国，行走在嘉兴的路上，西施突然脸色变白，心疼如焚，用手捂住胸口忍痛地说："范大人，我的心绞痛又犯了！"范蠡很着急，只得让西施临时住在嘉兴养病，亲自为她请医疗病，照料有加。一转眼就是三个月过去了，可西施的病情反而加重了，范蠡愁得茶饭不香，坐立不安。一日，范蠡带着西施来到鸳鸯湖畔，一眼望去，琳琅满目的荷叶应接不暇，还有美丽的姑娘正摇着小船，喜笑颜开地在湖心采摘莲蓬。这时，范蠡招呼相距不远的一位姑娘说："请卖些莲蓬给我"。姑娘用竹竿一点，撑船而来，给范蠡扎了一大捆并说："客官，这鲜莲子味美清香，甘甜可口，就连神仙吃了也得称赞。听我祖母讲，煮莲子羹喝，不仅能充饥而且还能补心肺哩"。范蠡喜出望外说"那我马上回去煮莲子羹给西施姑

中药传奇

娘吃"。姑娘笑着说："要用陈莲子煮莲子羹才能有效呵"！范蠡听了如获珍宝，兴冲冲地进城去了，买回许多陈莲子，亲自给西施熬煮莲子羹。不多的功夫，一大碗扑鼻清香的莲子羹就端到了西施面前，西施食后，感觉味道很美，越吃越香并连连赞美。

第二天一早，范蠡又来探望西施的病情。西施称谢道："感谢范大人为我操劳，我食用莲子羹后，整个心痛病大有好转，真是我今生遇到的能起死回生的好药啊！"于是，西施吃莲子羹治好心病的事一下子就传开了。在范蠡呵护西施赴吴国动身那天，人们怀着悲伤和喜悦的心情赶来送行。从此，当地人每逢盛夏来临，都要煮上一碗莲子羹喝，这也成为外地人入乡随俗的一个习惯了。

莲子大面积栽培，最能造成蔚为壮观的美景效果，每到夏日，满湖满田的荷花盛开时，那真是碧叶连天，红花映日，亭亭玉立，使人润心畅怀，诗心油然而起。莲不但有很好的观赏价值，而且还有重要的药用和食用价值，据《中药大辞典》收载莲有：莲花、莲须（莲花雄蕊）、莲房（花托）、莲子、莲衣（种皮）、莲心（嫩芽和胚）、荷叶及荷叶蒂、荷梗、藕节九个部位可以药用。

莲子不同部位的功效

药用莲子由种皮，子叶（莲肉）嫩芽及胚根（莲子心）三部分组成。

1. 莲子的药用价值 莲子药用历史悠久，而古今药效也基本一致。最早见于《本草经集注》的"主补中、养神、益气力，久服轻身，耐老，不饥，延年"，后唐朝的《新修本草》增加了"除百疾"的功效，《本草拾遗》又云："令发黑，不老"，《日华子本草》也有"益气，止渴，助心，止痢，治腰痛，泄精"的记载。到了明朝，有《本草纲目》的"莲之味甘，气温而性涩，禀清芳之气，得稼穑之味，乃脾之果也"、《本草蒙筌》的"蒸食能养神"、《滇南本草》的"莲子，开胃健脾，养心安神"等记载。至清代，又有《本草备要》的"清心除烦，开胃进食"、《本草便读》的"鲜者可解暑邪，干者能宣脾胃。当炙为良。蒂则上升"等描述。说明当时的莲子已有鲜用和干用的区别，并且疗效不同。现今《中国药典》中收载的莲子性味甘、涩，平，归脾、肾、心经，功效为补脾止泻、止带、益肾涩精、养心安神，主要用于脾虚泄泻、带下、遗精、心悸失眠等症状。基本综合了古代医学典籍中关于莲子的药用功效。

例如,《太平惠民和剂局方》中载有的中医经典古方参苓白术散,在治疗泄泻方面成效显著,方中莲子起到益气健脾、和胃止泻的功效。后人在对七十四例秋季腹泻患儿进行临床评价中,得出了参苓白术散合戊己丸加减治疗的临床效果优于西医基础治疗,具有积极的临床意义。在肠癌患者氟尿嘧啶化学治疗中引起腹泄副作用的治疗中,参苓白术散具有明显健脾和胃、淡渗利湿功效;在参苓白术散联合双歧杆菌三联活菌胶囊治疗胃肠肿瘤术后化疗所致的腹泻中,可显著改善患者临床症状、体征,表明该药在肿瘤患者化学治疗后腹泻治疗中具有明确的疗效,有较高的临床推广价值。

以莲子为君药的清心莲子饮同样出自《太平惠民和剂局方》,功用为益气阴、清心火、止淋浊,莲子在其中起清心火而交心肾、凉血润燥之效。且在多本医学古典中均有使用记载:《证治准绳》"小便不利,心中蕴热而烦","溺赤、下浊亦赤,口渴,时发热者,清心莲子饮。"《寿世保元》用于:"发热口干,小便赤涩,夜则安静,昼则发热。"《本草纲目》:"昔人治心肾不交,劳伤白浊,有清心莲子饮。"此药温平,清火养神而秘精。有研究表明,清心莲子饮能对提高血管性痴呆患者的认知功能、改善痴呆症状起到积极作用,莲肉含有的莲子碱等成分具有有效的清除体内氧自由基和镇静的作用。更有研究者采用清心莲子饮切合太阴人失眠病机进行治疗,明显改善了患者睡眠质量,使患者快速入睡并延长睡眠时间。现代还可用于治疗慢性肾炎综合征、肾病综合征、泌尿道感染。莲子在治疗妇科病症方面也有成效。

莲子心(幼叶及胚根)具有清心安神、交通心肾、涩精止血,用于热入心包、神昏谵语、心肾不交、失眠遗精、血热吐血,一般用量 2~5 g。

种皮,味涩,具有收敛,补脾阴,统血归经的功能,一般用量 0.6~1.5 g。种皮薄不易剥离,故种皮,莲肉(子叶),莲子心同用,起到协同作用。

2. 莲子的食用价值　莲子食用同样也历史悠久,食用莲子是将成熟莲子去除果壳,磨去种皮,去其子叶内的胚芽(莲子心)加工而成(湘莲)。或将近成熟的莲子趁鲜去其果壳及种皮(莲衣)加工而成(建莲)。

莲子的食用价值早已被肯定。公元 196 年,东汉名医张仲景著有莲实养生专述;公元 620 年,医圣孙思邈在《摄生真录》外篇,对莲子"厚肠胃、润脾经"有专门论及;公元 1570 年,明代医家李时珍在《本草纲目》中对莲藕进行了完整的概述。莲子养肠胃，调脾经；莲花滋颜色，润身子；莲叶散六风，祛邪气；莲藕清肺气，化痰咳；莲须散痈节，清瘀肿；莲心解毒火，退恶热。唐朝李群玉诗集《寄人》有："莫嫌一点苦，便拟弃莲心。"莲心是莲子腹中胚芽，虽味苦却很有清补作用。这就是古人对莲子挖掘的养生取向和养生文化。张仲景曾提到，食莲日有九粒足矣。西太后按此数每晚临睡前炖宣莲羹一小盅服下（宣莲九粒、枸杞、白木耳、冰糖各三钱共九钱，以应九九之数）。古时食莲不通心，不剔除莲心，莲味甘，属少阳，心味苦，属少阴，混合食用即是阴阳互配，既滋阴又养阳，用莲九粒以应人之九脏，天之九候，地之九野，气之九如，具有一定文化养生内涵。历来被人们称为食疗佳品，有"享清芳之气，得稼穑之味，乃脾之果"的美誉。曹雪芹在红楼梦中写到建莲红枣汤，可见使用历史悠久。

如今在湘江两岸，湘水荷塘，长沙城里每年六月举办荷花宴，别有风味。在广西柳州柳宗元的故乡举办全藕宴，很有民族特色。在山东淄博市万家村以莲祭祖，德行立身，把莲人格化。

莲子既是一味养生保健品，又是一种多功能食品。目前市场上，根据其性能价值已开发出了多种类型的食用产品，如藕粉、糕点，如饮料、八宝粥、罐头、果酱、果冻等，琳琅满目，应用广泛，深受大众欢迎。例如，对三种高蛋白食物莲子、花生、大豆进行科学搭配，得到一款色泽乳白、香味浓郁、口感细腻的复合蛋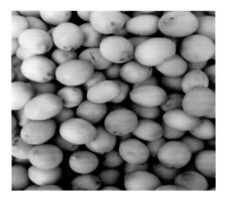白饮料；以菊花、莲子、枸杞子、陈皮、甘草、胖大海六味食材，可研制出一款能清凉滋润、下火解毒的固体饮料，不仅适合普通人饮用，同时亦是糖尿病患者的福音；利用银耳莲子提取物研制的保健果冻，柔软有弹性、细腻均匀、风味独特，是儿童群体最喜爱的休闲食品之一；根据莲子中赖氨酸含量较高而大米中缺乏赖氨酸的原理，将大米与莲子混合发酵，酿造出来的黄酒不仅含有多种维生素、糖类、有机酸、蛋白质、肽、无机盐等成分，而且其赖氨酸含量显著增高，从而大大提高了黄酒的营养价值和增强其保健功能；以莲子和红枣为主要原料，研制出外观类似于片状口香糖的莲子红枣即食片，其味道酸甜可口、食用方便，是一种营养高、可随身携带的小食品；莲子绿豆糕又是另一种较为常见的莲子类糕点，不但能增强机体免疫功能、降低胆固醇，同时还有解毒、解暑降温的作用；还可以用莲子为原料辅加其他食材加工成具有独特风味的莲子罐头、低糖度莲子混合果酱系列产品，如珍珠白玉莲罐头、苹果莲子酱、香蕉莲子酱、花生莲子酱、荸荠莲子酱、生姜莲子酱、大蒜莲子酱等。

还有研究发现，发酵莲子乳中的乳酸杆菌等益生菌可以通过调节肠道菌群、增强肠道免疫功能等方式维护肠黏膜屏障正常功能，以莲子为原料，采用乳酸菌发酵的方法研制这种新型保健酸奶，营养价值极高，深受消费者青睐，已逐渐成为一种重要饮品。

因此，大力开发美味又健康的莲子食品，不但具有广阔的市场前景，还具有良好的社会效益和经济效益。

3. 莲子的文化价值　莲文化，顾名思义，就是莲这一种自然界植物被人类所赋予的物质文化和精神文化的总和。莲文化是一个广义的范畴，既包括莲的种植起源、栽培技术及品种演进，又包括其食用药用和观赏价值，同时，其在人们的社会生活中经历了从"俗"到"雅"的过程，由简单的生殖崇拜、爱情象征演变为代表高尚人格的君子形象和神学意蕴。故而莲文化旨在综合性地研究莲与中国人民息息相关的外在与内在价值。

莲是典型的水生植物，只要有水，自然条件适宜，就能生长，生长期间不需特别护理。莲可栽于宫廷园林，亦可植于郊野湖塘。莲异于或有花而无实、或先花后果的其他植物，乃花实齐发。因此，古人赞叹："泽陂有微草，能花复能实"（江洪《咏荷》），《群芳谱》有"凡物先花而后实，独此花实齐发"的记载。清代张潮在其《幽梦影》里这样总结："凡花色之娇媚者，多不甚香；瓣之居多者，多不结实。甚矣，全才之难了。兼之者，其惟莲乎。"莲由经济作物到文化象征，经历了漫长的历史过程。历代植莲、艺莲的不断探索，文人墨客对莲的吟咏、赞叹，深化了人们对莲的审美体验，使莲不仅作为重要的经济作物为人们重视、喜爱，也使莲成为有丰富内涵的文化象征。莲独特的生物秉性，使其得到人们喜爱、关注，并被颂咏、赋予人格意义，进而成为文化象征的重要基础。"出淤泥而不染，濯清涟而不妖。"莲生淤泥而不染的特性，引人关注。佛经《维摩诘所说经》说："高原陆地，不生莲花，卑湿淤泥，乃生此花"、黄庭坚《赣上食莲有感》："莲生淤泥中，不与泥同调"，及其《次韵答斌老病起独游东园》中"莲花生淤泥，可见嗔喜性"之诗句就是对其特性的观察和总结。出淤泥而不染，给人以洁身自好，修身养性等启示。屈原《离骚》"制芰荷以为衣兮，集芙蓉以为裳"。唐代诗人李商隐的《赠荷花》诗："世间花叶不相伦，花入金盆叶作尘。惟有绿荷红菡萏，卷舒开合任天真。"唐代诗人陆龟蒙的《白莲》诗："素花多蒙别艳欺，此花真合在瑶池。无情有恨何人觉，月晓风清欲堕时。"两位唐代诗人一个以红莲为诗，一个以白莲为诗。诗人从不同角度，不同意境赞美荷花，给中华文化增添了美的享受。苏轼《答王定国》"谨勿怨谤谗，乃我得道资，淤成生莲花，粪土出菌芝"。丰稷《荷花》"桃杏二三月，此花泥滓中"，苏辙《盆池白莲》："白莲生淤泥，清浊不相干"《千叶白莲》："莲花生淤泥，净色比天女"等，均用莲花喻人之品性高洁，出污泥而不染。如今，夏日神州大地，中国人对莲的花色、莲的品格，都极为热爱。特别是种莲人和中医药人，有诗《爱莲》云：

荷叶碧绿映水清，孤舟采莲在花中。天上白鹭展翅、蜻蜓点水，水中鱼儿嬉戏、青虫齐鸣。映日荷花格外红，信鸽传佳音，仙子莅临。搬出满满的聚宝盆，莲子、莲须、莲心、莲房、荷叶、藕节，种种样样显神功。补脾、清热、解暑、固肾、止血，喜了种莲人。

后人有诗云：

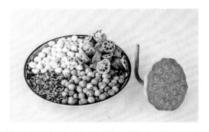

红白莲花开水塘，两般颜色一样香，
恰似歌舞三千女，半是浓妆半淡妆。
湘产红莲闽产白，白莲食用红入药，
味甘性平能安神，药食同源入汤中。

历代文人和现代文学爱好者通过对莲的文化象征意义的揭示，使莲具有了强烈的人文气息，赢得了人们的普遍认可和尊敬。对荷的种植和观赏，也超出一般的怡情悦性，从而成为具有丰富文化内涵的精神活动。这不但促进了莲在我国的栽培种植，也丰富了人们的精神生活，提高了人们的精神境界。

8　公孙树下话银杏

从事中药的人都知道公孙树就是银杏树（*Ginkgo biloba* L.），又称白果树。俗话说："物以稀为贵"，在植物界，种子植物有三百多个科，可是高大落

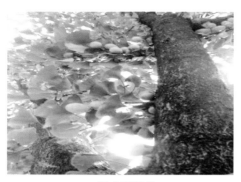

银杏原植物

叶乔木植物银杏科中只有银杏属银杏一种，和中药杜仲一样，一属一种。银杏的稀贵还有一层意思，就是它是一种古代的孑遗植物，世界上现在仅生存于我国著名的"活化石"。在一亿多年以前，地球气候非常温暖，万物丛生，繁花似锦，蕨类植物及裸子植物中苏铁科、松科、柏科及银杏科的植物极为茂盛，几乎到处都有，但没有多久银杏科银杏跟其他许多古代植物的命运一样，由于地球上进入了冰川期，白茫茫一片，"搅得周天寒彻"，在没有山和少有山的地方，如欧洲，北美洲一带许多植物都经受不了寒冷的长期折磨与蹂躏而灭绝，而我国因山脉纵横绵亘，地形地理复杂，在很大程度上起了阻隔冰川的作用，当时我国大陆上的冰川是东一块西一块，为互不相连的"山地冰川"，未受冰川严寒影响的地方，就成了某些植物的"避难所"，这样就使当今一些珍贵的植物在山中保存了下来，闻名于世的银杏、银杉、水杉、杜仲等，就是例证。

以奇树可居的银杏树虽为我国所独有，但分布却很广：南自广东、广西，北至吉林、辽宁，东起江苏、浙江，西达陕西、甘肃，西南到四川、贵州，中南到湖南、湖北、江西、河南诸省区，均可见到一株株、一片片美丽的银杏树，但真正上千年银杏树数量实在是微乎其微，在各地仍视为珍品。例如，甘肃徽县是银杏之乡，就有一棵上千年的银杏树，在树的基部又发成三大株，气势雄伟壮观，合而围之，胸径足有 12 米之多，成为陇南之一大名胜古迹。在福建著名的风景区的武夷山，至今仍保存着罕见的成片天然的古银杏，在武夷山麓的庙湾村头有一株高 30 余米，胸径 6 米多的古银杏，经鉴定树龄有千余年，可以与陇南徽县银杏相媲美。据说山东莒县定林寺银杏树，已有三千岁了，粗达 15.7 米，要 8 个成人手拉手才能合抱起来。这位历史的"老人"，见证了我国朝代从秦汉、三国、两晋十六国，唐、宋、元、明、清、"中华民国"到中华人民共和国的变迁。

银杏树为什么叫公孙树呢？相传中华民族的祖先，轩辕氏复姓公孙，因银杏树的树龄极长，可以与中国有文字的历史相等，所以才得到这一个美名。为了纪念轩辕黄帝（公孙）就将银杏树称"公孙树"。除此外还有另一个原因也是因生长特别慢，爷爷栽下的银杏树苗，到了孙子这一代才能吃到种仁（白果仁），故名"公孙树"。银杏树虽然生长缓慢，它一年一年地长，坚持不懈地长，经过几十年，上百年的生长，终于结果，使后人享福受益，受人喜爱。银杏树全身是宝，种仁既可食用，也可药用，其叶是治疗冠心病、高血压的良药。银杏树茎是一种极优质木材，颜色白亮，纹理细腻，质地轻柔，不易腐朽，性状坚韧，可供雕刻，图版，器具等使用，为细工木料，是不可多得的栋梁之材。

春秋战国时期越古人在湖南永州东安镇马皂村栽种的银杏树，距今有二千五百多年历史，树围3.84米，2016年选入中国十大最美古银杏树。南岳福严寺大门旁前银杏树也有一千年的历史。据说有一个出家的高僧云游经过南岳衡山，到福严寺参拜菩萨后，就在门前一侧撒下了一颗银杏种子，下山后他又沿着湘江而下，云游到岳麓山的云麓宫拜佛取经后又在大门一侧撒下了一颗银杏的种子，后来两处寺庙种植的银杏树苗壮成长，几十年后仍未结果，当地人称其为公孙树，殊不知它们是雌雄异株的银杏树，若要结果，一雌一雄必须在附近不远才能结果，过着牛郎织女的生活，象征着出家和尚和尼姑在深山修炼。

据《本草纲目》记载：银杏树原产江南，叶似鸭掌，故名"鸭脚"，宋初始入贡，改呼"银杏"，因其似小杏而核白色，今名白果。尤以广西兴安、临桂产者最为著名。

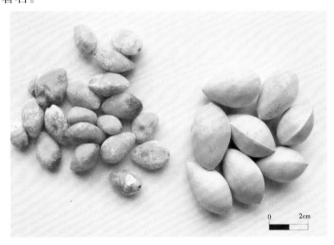

银杏药材

作为药用的银杏，最早收载于元代吴瑞的《日用本草》一书，至今已有六百五十多年的历史了，《本草纲目》列入果部三十卷。将采来的银杏，堆放一处，使其腐烂，用水淘去外种皮，晒干即成药用的白果。用时去壳取其种仁或将种仁捶碎。如果蒸炒后去壳，即成熟白果仁。其能止咳平喘兼具收敛固涩，敛肺定喘，止遗尿、白带等功能。生者降痰清毒较好，熟者定喘截水较佳。主治支气管哮喘、慢性气管炎、肺结核、尿频、遗尿、遗精、白带等病证，外敷治疖疮。对于肺虚咳喘，特别是慢性喘息性气管炎尤为适用，代表方如定喘汤，常配伍麻黄、杏仁、桑白皮、款冬花等；又对湿热带下证有较好疗效，代表方如易黄汤，多与山药、芡实、黄柏、车前子配伍，或配伍海螵蛸、莲子等。

9 "杏林佳话"说杏仁

杏仁，据《神仙传》记载：三国时，吴国人董奉居江西庐山，他医术高明，为人慈善，每天给人治病，分文不取，凡来求医而被治愈者，重症令植杏五株，轻者植杏一株。数年之后，计十万余株，董"郎中"房前屋后，杏树成林，郁郁葱葱，蔚为壮观，号称"董仙杏林"。他卖杏得钱，除换食谷之外，其余全部用来接济贫苦百姓。此后，人们便将医药界的美事，誉之为"杏林佳话"。古今医家，往往称其诊室或医院为"杏林堂""杏林医院"，实源于此。后世人则常用"杏林春满""誉满杏林"等来称颂医家，病友感谢医生治病，也常用"杏林春暖"四字表达自己的心意。

我国是杏的故乡，历代杏园、杏林很多，以杏命名的地方也不少。河南汲县有杏园，安徽凤阳有杏山，江西庐山有杏林，山东曲阜有杏坛，传说孔子喜欢杏树、杏花、杏子，在杏树下设坛（学馆）带徒弟。安徽贵池县（今贵地区）有个杏花村，杜牧清明诗"借问酒家何处有，牧童遥指杏花村"指的就是这个地方。安徽亳州城西关外，有一个杏花村，在这里流传一首古代民谣："三里桃店，五里杏花村，店中有好酒，村中有美人。"传说黄巢进京赶考，以学识渊博得了头名状元，皇上想招驸马，见黄巢长相一般就点了一个年轻俊朗的当状元，黄巢落榜，立即从京城长安返回，由于他处境艰难，就投宿亳州城西郊外的杏花村寺内，大病一场，得到了和尚和百姓照顾，病愈后就返回曹州，后举兵起义反对朝廷，在行兵途中为感谢和尚及百姓又来亳州杏花村。

山西汾阳县（今汾阳市）还有一个杏花村，著名汾酒就产自这里。总之，以杏花命名的很多，在长沙市韶山路东塘就有湖南中医药大学杏林学院，还有杏林药号，杏林国医馆，等等。

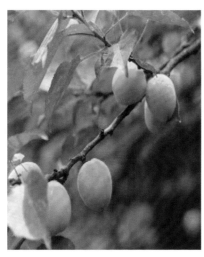

<table>
<tr><td>杏原植物</td><td>杏仁药材</td></tr>
</table>

说真的，杏与医药确实结下了不解之缘。早在《神农本草经》中就收载了它，距今已有一千八百多年的历史了。它的原植物为蔷薇科樱桃属小乔木或乔木杏（*Prunus armeniaca* L.）及其变种乔木山杏（*Prunus armeniaca* L. var. *ansu* Maxim.）、小乔木或灌木西伯利亚杏（*Prunus sibirica* L.）或大乔木东北杏（辽杏）（*Prunus mandshurica* Koehne）等。我国人民早就认识了杏，《山海经》中有"灵山之下，其木多杏"的记载，可见远在两千多年前，杏树已受到人们的重视。随后，即将野生品变成人工栽培品。据传"金杏"，又名"汉帝杏"，为汉武帝上苑所种植之品。

杏树不仅花极漂亮，植物为著名的观赏品，果极好吃，为著名的水果之一，而且根、枝、叶、花、果、种仁都可以药用，将全身毫无保留地献给了人民的健康事业，是名副其实的"杏林佳话"，自然而然地充满着诗一般的语言。

杏仁分苦杏仁和甜杏仁两种，苦者：扁心脏形，种皮薄，红棕色，味苦，氢氰酸反应显著，加水研磨后产生苯甲醛香气。甜者：种仁较苦，略大而扁，种皮较厚，淡黄棕色，味不苦而微甜，氢氰酸反应不显著。据《中药志》记载栽培品甜杏仁较多，野生品所产的杏仁多为苦杏仁。从植物来源来看西伯利亚杏、东北杏、野生山杏的杏仁为苦杏仁，巴旦杏为甜杏仁。

杏仁是常用的古老药材，既载于经文，又传于民间。《神农本草经》云："治咳逆，上气雷鸣，喉痹，下气，产乳金创，寒心奔豚。"《名医别录》云其疗"惊痫，心下烦热，风气往来，时行头痛，解肌，消心下急满，杀狗毒"。

10 人人都爱合欢花

合欢来源于豆科合欢属植物合欢（*Albizzia julibrissin* Durazz.），喜温暖湿润和向阳的环境，耐严寒而又不怕干旱，对土壤要求不严，以倔强的性格生长在多种土壤中，有一种不择地而生，随遇而安的天性，但以肥沃、湿润、深厚的沙质壤土和黏壤土较为适宜。因为其成活率高，生长迅猛。

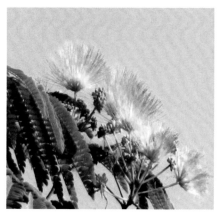

合欢原植物

合欢者，夜合之欢也，夜合则欢，故曰"合欢"。所以又名"合昏"（《唐本草》）花、"夜合"（《日华子诸家本草》）花。唐人陈藏器《本草拾遗》云："其叶至暮即合，故云'合昏'。"说的正是这一特征。《中国药学大辞典》亦云："……小叶两列，日暮相叠如睡，及朝，又渐分离，故有'合欢''夜合'之名。"俗言"夜关门"。《和汉药考》独具匠心，称其为"有情树"，形象而贴切，有画龙点睛之妙。生物体内许多器官的功能呈现出近似昼夜交替的节奏变化，或近似月周期、年周期的节律变化，而所谓"生物节律"，它是使生物存在的一个重要表现。前人虽不知其所以然，但深知其当然，他们被这一可爱而有趣的现象所吸引，象征性地起了这一名副其实的名字，植于庭院，可使一家人朝夕相见，恩爱相处。苏颂《图经本草》云："崔豹《古今注》云：欲蠲人之忿，则赠以青裳。青裳，合欢也。植之庭除，使人不忿。故嵇康《养生论》云："合欢蠲忿，萱草忘忧。"《中国药学大辞典》亦云："合欢树植之庭除，使人不忿而欢乐。故有'萱草忘忧，合欢蠲忿'之称。"这样一来，合欢便成了使人不怒、不气、

中药传奇

108

欢乐、愉快的象征性植物。

合欢花还具有净化空气、美化环境、使人健康的功用。当今人口集中，工业发达，车辆增多，废气污染严重，合欢叶具有吸取废气，在净化空气上能发挥重要的作用。其叶含大量皂苷，可以洗涤衣物，代替肥皂。合欢花作为药用植物，早在《神农本草经》中即已收载，树皮花序均可药用，是一种养心安神类中药，具有解郁安神、活血消肿之功效。历版《中华人民共和国药典》均有收载。

笔者特赋诗一首以表对合欢的钟爱。

> 俗人之爱花，重色不重香。
>
> 吾今得真赏，以矫习之常。
>
> 所爱合欢花，清芬逾众芳。
>
> 叶叶自成对，开闭随阴阳。
>
> 得之合欢名，忧忿诚可忘。
>
> 绿叶衬绣球，茸茸白红姿。
>
> 干后絮成团，体轻质柔软。
>
> 味甘性又平，解郁能安神。

11 百花凋谢显芙蓉

木芙蓉花简称芙蓉花，又名"木莲花"，为锦葵科植物木芙蓉 *Hibiscus mutabilis* L. 的干燥花。主产于我国四川、浙江、湖南、江西、广东、云南等地，以四川栽培最多。相传五代十国时代，蜀国孟后主夫人花蕊特喜欢芙蓉花，为了赢得夫人欢心，孟后主下令在成都城上遍插木芙蓉，故名芙蓉城，简称芙城或蓉城。如浙江瓯江两岸因产芙蓉，所以瓯江又名芙蓉江。又如湖南沿湘江两岸及长沙市周边也盛产木芙蓉，因此使人联想到唐代柳宗元吟颂木芙蓉"盈盈湘西岸，秋至风露繁"的诗句，可见其已经注意到了湘江两岸木芙蓉花特别繁茂的事实。

木芙蓉在农历霜降时节开花，10月底至11月初最盛，它不仅堪与菊花称晚节，且于秋菊萎谢之后尤能抗寒霜，自舞秋风，灼灼正开吐芳艳。实在比菊花更胜一筹。无怪乎古人把木芙蓉称之为"冷艳"之花。

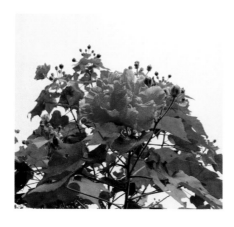

木芙蓉性本喜水，宜植江边、河岸、林塘。木芙蓉植株一般高 1～4 m，枝干丛生。然而也有例外，据《花史》记载，温州江心寺的丞相祠有一株木芙蓉："其树高二丈余，干围近四尺，颇为壮观。

木芙蓉不仅是一种著名的绿化观赏花木，而且还有一定的药用价值。在湖南、四川民间早就把木芙蓉的花、叶作为治疗疮疡的一种要药，每遇恶疮肿毒，将新鲜木芙蓉花、叶捣汁，敷在患处上消炎解毒，乡村医生称之为"清凉膏"。这正好与明朝李时珍《本草纲目》记载木芙蓉具有"清肺凉血，散热解毒，治一切大小痈疽肿毒恶疮，消肿排脓止痛"的功效相印证。《中国药典》木芙蓉花已有收载。

木芙蓉历来之所以备受人们的推崇与赞赏，不仅仅因为它花色艳丽，妩媚动人，具有一定的药用价值，在民间还流传着一则关于木芙蓉的神奇、美妙、动人的故事。

据传，在很久很久以前，成都有一位自幼习武勤劳善良，勇敢正直，花容月貌的"芙蓉姑娘"，一日三餐，常去锦江边淘米。每当姑娘来到江边淘米时，总有一尾大鲤鱼在她面前摇着尾巴，游来游去。姑娘也总是投米喂养，表示友好。天长日久，鲤鱼和姑娘建立了深厚的友谊。

一天，姑娘又去锦江边淘米，鲤鱼又游到姑娘身边。突然鲤鱼讲起人话来，它告诉姑娘一个"秘密"消息，说："黑龙策划于今年五月五日发洪水，降灾于成都。"并要姑娘早早提防，万勿走漏风声，免遭杀身之祸。姑娘闻讯，眼见成都老百姓灾难临头，忧心如焚。她不顾鲤鱼的告诫，毅然地把消息告诉了四邻。于是一传十，十传百，很快全城老百姓都知道了，扶老携幼，熙熙攘攘，纷纷撤离到安全的地方。

五月五日这一天，黑云压城，乌云滚滚，大雨倾盆，顿时洪水暴涨。洪水中黑龙四处寻找芙蓉姑娘，张开血盆大口，直扑芙蓉姑娘。姑娘挥舞宝剑，跃入水中，勇敢迎战黑龙。不知战了多少回合，一直战到灌县斗鸡山下，山上一位名叫金鸡的青年见此情景，义愤填膺，跃入江中，力战黑龙。在金鸡的配合下，黑龙终被击毙。芙蓉姑娘也英勇牺牲。姑娘的鲜血沿江漂流，流到成都，化为朵朵绚丽的花。人们为纪念这位勇敢、善良的姑娘，便把这种花叫芙蓉花，把成都叫作芙蓉城。

12　南国红豆最相思

相思子为豆科植物相思子属植物相思子（*Abrus precatorius* L.），是一种热带植物，喜生于疏林或灌木丛中，分布于我国广东、广西、台湾、福建、云南等地，就是王维诗中所说的"南国"。国外热带地区也广泛分布。她是一种多年生的细弱缠绕藤本，长可达数米；互生的双数羽状复叶，有小叶8～15（或20）对，排列得整整齐齐，仿佛检阅场上的士兵队伍；腋生的总状花序，开着淡红色或紫色的蝶形花，一串一串，可与紫藤相媲美；然而最漂亮的要数长椭圆形或长方形荚果内的种子，打开荚果，映入眼帘的便是里面安详地躺着的1～6粒像美人一样的豆豆，这就是引人醉心的相思子。

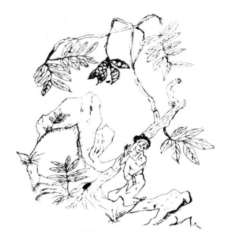

"红豆生南国，春来发几枝，愿君多采撷，此物最相思。"

这是唐朝初年有名的大诗人王维的一首寓情于物的诗。古时候好多人都喜欢吟咏它，借以抒发自己对所怀念者的相思相爱之情。古诗词中多以"红豆"说相思，《红楼梦》里贾宝玉也有"滴不尽相思血，泪泪抛红豆"的词句。

读者们会问：这么一种半截红、半截黑的种子，为什么起了个"相思子"的怪名儿呢？在《古今诗话》里记载了这么一个故事。相传老人们

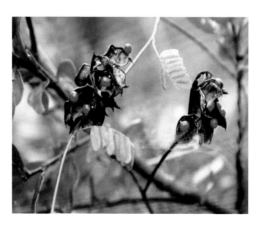

讲：从前有一个年轻人，为了保卫祖国，不幸战死于边关，他的妻子非常怀念他，在相思子树下伤心地哭哭啼啼没休没止，由于悲伤过度死在树下。因此就把这种树叫作"相思树"或"相思藤"，它的种子就成了"相思子"，"相思豆""鸳鸯豆"。广东惠州人氏钟敬文教授在《花的故事》一文里，引《广东新语》中岭南人关于相思子的传说道："相传有一女子望其夫于树下泪落满树，树开花结子，遂以名树云"相思子"。这颇有点像"湘妃竹"的故事。这与《古今诗话》的记载各有千秋。这两个传说虽然不完全相同，但都是表现、赞美忠贞不二、矢志不渝的爱情观。

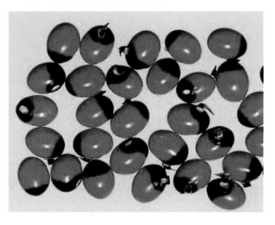

相思子有毒，为外用中药，用治皮肤病、疥疮、顽癣等。相思子最早收载于李时珍巨著《本草纲目》一书中。药用以种子入药，种子约绿豆那么大，表面上部三分之二朱红色，下部（基部靠种脐部分三分之一）黑色，正是李时珍所说的"半截红色，半截黑色"。在日常生活中我们见过许多豆科植物的种子有纯红、纯黑、纯黄、纯绿色的，大多色泽单调，并不惹眼，而相思豆却是红黑相映成趣、光泽晶然耀眼，故有"美人豆"、"观音珠"之名，工艺美术工作者常常用它作鸡眼和鱼眼，形象逼真，栩栩传神。

好看的东西不一定好吃，相思子可真是一个名副其实的"中看不中吃"的东西。它的毒性真不小，含有剧毒的相思子毒蛋白（作用性质与蓖麻种子所含毒蛋白相似），误食 0.5 mg 就会中毒，轻则有腹泻、呕吐、虚脱、尿闭、幻视、溶血等症状，重者甚至死亡。故相思子只能外用，万勿内服。若中毒可用甘草、金银花二药水煎服而解毒。

过去在湖南、湖北、河南、云南、四川、上海等地将相思子当赤小豆用，鱼目混珠，以假乱真，欲治其病，反误人命。因此，药店、药房在调配中药中一定切实注意，我们在购买赤小豆时也应该仔细鉴别，千万勿上当受骗。

13　多栽香樟用途广

香樟来源樟（*Cinnamomum camphora* Nees. et Eberm.），其根、茎、叶及废材经蒸馏所得制成樟脑，始载于《本草纲目》。樟主产于湖南、江西、浙江、贵州、广西、福建、台湾等地。

祖国大地一草一木都是宝，绿色植物种植在乡村，城市，工矿区域，不仅对美化环境有相当重要的意义，而且对净化大气，保护环境也有十分重要的作用，特别是今天城镇化人口猛增，汽车，摩托车在大街小巷如同车水马龙涌齐不堪，各种车辆尾气（废气）对空气污染极为严重，香樟的作用就显得更为重要了。生长在江南各省的城镇或乡村，它的作用就远非其他树木可以比拟，从它的名字就知道对有净化空气的作用了。

香樟树又称"樟树"，早在几千年以前，我们的祖先就开始栽培，利用它为人类服务。

香樟为常绿乔木，高 20～30 m。树皮暗灰褐色。叶近革质，螺旋状互生，卵形或椭圆形，长 6～9 cm，宽 3～6 cm，先端短尖，基部楔形全缘，叶面绿色。叶用手揉搓有浓樟脑香气。香樟全身是宝，不但是南方各省、区最优质的木材，木质纹理也极为好看，上千年以来人们用作加工家具，如木柜、木箱、木凳等，其质量耐用，不易虫蛀，它优于杉、泡桐等树木，同时也是一种中药的来源。《本草纲目》早有记载："主治恶气中恶，心腹痛，霍乱腹胀。宿食不消。外治脚气，广治癣风痒，手足痛风。"它的根、茎、叶或加工后的废材可蒸馏提取樟脑或樟脑油，具有开窍除湿的功效，常用治疗霍乱，心腹诸痛，寒湿脚气，疥癣瘙痒等症。

现代科学研究表明香樟具有很好的抗菌，灭菌作用，因此在南方各省、区的医院、学校、办公场所及公园等处都有栽种。

14　逢人就说马齿苋

夏天，我们漫步在菜园、路边、田野等肥沃潮湿而又向阳的地方，随时随地都可看到一种肥嫩的野菜——马齿苋。

中篇　药苑漫谈话中药

113

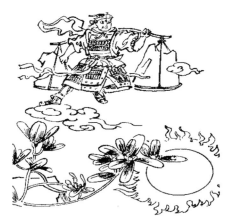

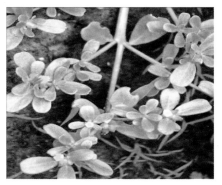

马齿苋，为马齿苋科马齿苋属一年生草本植物马齿苋（*Portulaca oleracea* L.）。因为它的叶片肉质肥厚，长方形或匙形，或倒卵形，先端圆，稍凹下或平截，基部宽楔形，状似马齿，味如苋菜，所以叫"马齿苋"。正如李时珍《本草纲目》所云："其叶比并如马齿，而性滑利似苋，故名。"又名"马苋菜"。

除上面两个名儿外，她的芳名还有许多，如"五行草""胖娃娃""心不甘""长寿菜""太阳草""报恩草"等。宋代药物学家苏颂《图经本草》云："一名'五行草'，以其叶青、梗赤、花黄、根白、籽黑也。"传说上古之时，十日并出（实为对于古代大旱时期的朴素解释），田禾皆枯，真是"赤日炎炎似火烧，野田禾稻半枯焦"，有一个名叫后羿的，他善于射箭，威武雄猛，力大无比，肩担两山，直赶太阳，逼得太阳无处躲藏，情急智生，向下一看，只见马齿苋长得油绿滴翠，郁郁葱葱，便藏在她下面，才算躲过了危险。太阳确实有心，为了报答马齿苋的救命之恩，始终不晒马齿苋，天旱无雨，别的植物一株株、一棵棵、一苗苗、一朵朵尽都垂头丧气，没精打采，蔫乎乎的，唯独马齿苋绿油油的，开花吐蕊，结子繁殖，这就是"太阳草""报恩草"名字的来历。

马齿苋作为药用，五代十国时后蜀韩保升等人的《蜀本草》中有比较详细的记载，李时珍《本草纲目》将其列入菜部，《中国药典》1963 年版与 1977 年版均予收载。

马齿苋全草入药，鲜用或干用均可，但因系肉质草本植物，甚难干燥，采得后须用沸水略烫后，迅速晒干方可。《蜀本草》所载方法，可供参考："然至难燥，当以槐木捶碎，向日东作架晒之，三两日即干如隔年矣。"

马齿苋味酸性寒，功能清热利湿，凉血解毒。民谚有"莫要小看马齿苋，治疗痢疾真灵验"的说法，可见其疗效之高。若于痢疾流行期间煎汤服用或拌凉菜吃，有预防作用。

因马齿苋有较强的清热解毒作用，和蒲公英等配伍，水煎服，可治产褥热；水煎浓缩服，可治急性阑尾炎。又有驱虫作用，将鲜品浓缩成流浸膏，加米醋服，可治钩虫病。

马齿苋不仅可供内服，又是一味外用良药。举凡阴茎肿痛、疔疮肿毒、痔疮肿痛、蜈蚣咬伤，用之无不见效。李时珍《本草纲目》云："马齿苋所主诸病，皆只取其散血消肿之功也。"《图经本草》收载了李绛《兵部手集方》中关于马齿苋治恶疮取得卓效的一段故事，云："多年恶疮，百方不瘥，或痛痒不已者，并捣烂马齿敷上，不过三两遍。此方出于武元衡相国。武在西川，自苦胫疮焮痒不可堪，百医无效。及到京，有厅吏上此方，用之便瘥也。"《本草纲目》收载《海上方》中马齿苋治蛀脚臁疮的方子云："干马齿苋研末，蜜调敷上，一宿其虫自出，神效。"上二方一用鲜品，一用干品，确有异曲同工之妙，真可谓药到病除，妙不可言。

马齿苋除可供作蔬菜、入药用外，还可作兽药与农药：煎服治疗大牲畜赤白带下及尿道炎等病；浸液有抑制马铃薯晚疫病菌孢子和小麦叶锈病菌夏孢子发芽之效，煮汁加樟脑对防治棉蚜虫效果良好。

马齿苋还是良好的猪饲料，喂养时无论采用鲜、干、煮熟、青贮、发酵均可，因所含粗蛋白质多，接近米糠所含的三倍，对猪有很强的育肥作用，故民间有"马齿菜，红梗梗，猪儿吃上跳蹦蹦"（甘肃省靖远县）的谚语。

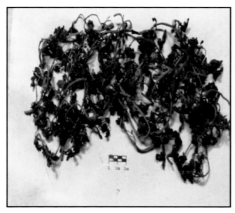
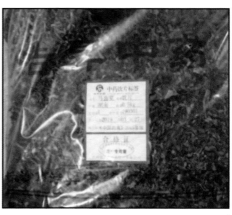

15 奇特的生物——冬虫夏草

冬虫夏草是虫与菌的结合体，为麦角菌科（肉座菌科）虫草属真菌类植物冬虫夏草菌［(*Cordyceps sinensis* (Berk.) Sacc.］寄生在鳞翅目蝙蝠蛾科蝙蝠蛾属昆虫绿蝙蝠蛾（*Hepialus varians* Staudinger）或草蝙蝠蛾（*H. armoricanus* Oberthur）等的幼虫上的菌座（子实体）及幼虫的尸体。当它的子囊孢子成熟后，便随风飞扬，散落在土壤中，等待时间，趁机而动。到了冬季，在一片冰天雪地之中，它就有了用武之地，遇到蛰居在土壤中过冬的蝙蝠蛾幼虫，就用孙悟空钻进铁扇公主肚子里的战术，拼命地钻入幼虫的身体里，以极强的生命力，萌发成菌丝体，吸收幼虫体内的营养而生活，直至将整个幼虫体全部占据。这时，从表面看，蝙蝠蛾幼虫虽然仍像一条虫的样子，但早已是一具死而已僵的空壳了。

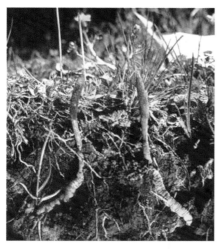

到了夏季，当冻结的表土消融，土壤温度升高时，便从幼虫头顶上顶撞出来，长成一条真菌子座露在土壤外面，像孙悟空的金箍棒从铁扇公主头顶上穿出似的，直挺挺地挺立在草丛中。这条小小的金箍棒，上部稍膨大，呈窄椭圆形，表面深棕色，外表上生出一些小球体，里面又隐藏着许许多多个小孙悟空——冬虫夏草的后代（子囊孢子）。这些新的子囊孢子成熟后，又继承了它老爸的戏法，仍然钻入蝙蝠蛾幼虫体内，这样便一代一代地繁殖出无数个新的冬虫夏草来。

冬虫夏草主要分布于我国四川西部甘孜、阿坝；云南西北部；青海南部玉树、洛果；甘肃南部（甘南藏族自治州）及西藏昌都、那曲地区等地方。在那些海拔 3600～4500 m 高寒山区的山地阴坡、半阴坡的高山灌丛和高山草甸之中，我们便可以找到许多冬虫夏草。它最喜欢生活在土层深厚，水分适中，肥沃、疏松的高山草甸土壤里。

这是一个连锁反应：奇特的生物，必然生长在极不平凡的环境中，正由于生长环境的险恶，便自然而然地给采挖虫草者带来巨大的困难，在重重困难中采挖虫草，所付出的劳动代价必然很大，这样便使冬虫夏草身价百倍，成了屈指可数的珍贵药材。

在一片白茫茫、冷冰冰，周天寒彻的世界中，每年夏至前后，当积雪与冻结的表土初融，土壤温度升高时，冬虫夏草的子座即很快露出土外，这是采挖虫草的最好时机。

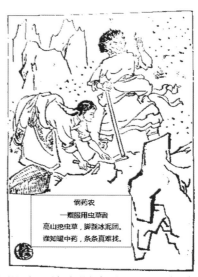

悯药农
一赠服用虫草者
高山挖虫草，脚踩冰泥团，
谁知罐中药，条条真难找。

《悯药农》

高山挖虫草，脚踩冰泥团；

谁知罐中药，枚枚真难找。

采挖到的冬虫夏草，要用小毛刷轻轻刷去泥沙，放在阴凉处通风进行凉干，切忌曝晒，也有将虫草先晾干，再用酒喷软，刷去黑皮而后凉干者。在采集修制加工时，一定要保持它的完整性，如果弄得残体断节，支离破碎，则大大降低质量。商品常称"断草"。就经验鉴别而言：以虫体色泽黄亮丰满肥大、断面黄白色菌座短小者（即子座）为佳，否则质次霉烂虫蛀不堪药用。本品极易生虫，如果保管不善，就会被虫蛀空。从前都采用对抗贮存，即虫草与西红花同藏，以防虫蛀，但西红花价格昂贵而不易得到，从经济实惠方面而言，最好放置阴凉处或冰箱里更好。

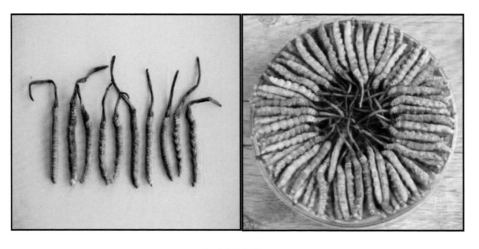

冬虫夏草药材

16　中药制药第一人

雷公其实单名为敩，习称为雷公，他是历史上第一部中药加工专著《雷公炮炙论》的原作者，遗憾的是，其生平已无可考据。但他奠基中药加工规范的贡献，让人们无法忘记他。

中药制药第一人——雷公

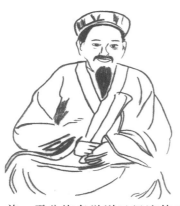

关于雷公其人，中国中医研究院与广州中医药大学联合主编的《中医大辞典》解释为：①传说中的上古时代医家，相传为黄帝之臣。②指雷敩，南北朝时期宋代药学家。可见雷公这个人物的来历早就是历史悬案，但是，雷敩是《雷公炮炙论》的第一作者，这一点则是历史公认的。敦煌出土的医学残卷《五藏论》载有"雷公妙典，咸述炮炙之宜"，说明在此之前，雷公炮炙学说已经流传于世。雷敩或许不是第一个尝试中药材饮片加工的人，因为在古代中医典籍《黄帝内经》《伤寒论》《金匮要略》《神农本草经》等，均有体现中药加工的药物名称，如制半夏、血余炭等，但是《雷公炮炙论》是第一部系统论述中药加工的专著，出现了一些未曾见于前人的中药加工方法，如浸、飞、焙、煨等，这一点是公认的，故此，《雷公炮炙论》作者雷敩被尊为中药之祖。

制药规范第一书

《雷公炮炙论》作为一本专论中药材加工的书，体现出鲜明的质量意识。首先强调药材优劣等的甄别，如第一味药物朱砂，"宜须细认取，诸般尚有百等"，先举出妙硫砂、梅柏砂、白庭砂、神座砂、金座砂、玉座砂，这类"不经丹灶，服之而自延寿命"；次有白金砂、澄水砂、阴成砂、辰锦砂、芙蓉砂、镜面砂、箭旋砂、曹末砂、土砂、金星砂、平面砂、神末砂。雷氏全面搜集整理前人的中药加工经验，并将其规范化、系统化。书中详列选材部位，如去

皮、去心、去须；干燥方法，如阴干、
风干、晒干、曝干；饮片切制，如横
切、锉片、刀劈；加工方法，如蒸、
煮、炒、煅；辅料配用；如酒煮、醋
磨、盐炒；工艺要求，如文火、武火；
炮制禁忌，如忌火、忌风、忌铁器、
忌铜器，等等。对部分药品还提出了
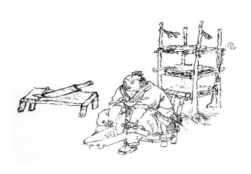
伪品鉴别，如天麻、蜈蚣、磁石、菖蒲、黄精、胡麻等。上述之外，在第三卷
的末尾，单列一节"雷论合药分剂料理法则"，进一步指出一些关于质量的要
点，以保证品质和便于控制用药剂量。如"凡膏煎中用脂，先须炼去革膜了，
方可用也"；"凡方云丸如细麻子许者，取重四两鲤鱼目比之。云如大麻子许
者，取重六两鲤鱼目比之……""凡云一两、一分、一铢者，正用今丝绵秤也，
勿得将四铢为一分，有误，必所损兼伤药力。"并且强调："凡修事诸药物等，
一一并须专心，勿令交杂。或先熬后煮，或先煮后熬，不得改移，一依法则。"
中药"遵古炮制"成为一种品质的象征，或许是源于雷敩对炮制过程的严谨和
严格要求。随着历史的发展，中药炮制引入了许多新技术，如超微粉碎、细胞
破壁等，但古法炮制中所包含的性味调配、对功效作用的追求，还值得我们继
续发扬并深入研究。

17 "大医精神"传万代

从事中医，中药的人员都知道孙思邈是一代名医，尤其在药学上的成就而
被尊以药王之称。他阐述了作为大医的精与诚，成为传诵千古的中医精神。他
的仁心济世的情怀美德，技艺高超的医学水平，是我们医药界永远学习的
榜样。

药王查药，防错纠偏力保疗效

孙思邈"七岁就学，日诵千言"，"幼遭风冷，屡造医门，汤药之资，罄尽
家产"。良好的文化功底和多病的身体，促使孙思邈十八岁立志学医，并认为
医学是"至精至微之事"，不能以"至粗至浅之思"对待，于是，孙思邈很快

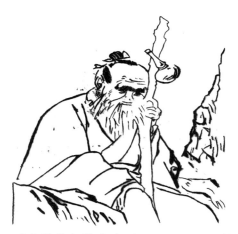

就有了一定的名望。但有一段时间出现低潮，看病的疗效总是不如意，他摘了医牌打算闭门学习。但有天来了位孝子，为母亲恳求药方，孙思邈拗不过孝子的再三请求，很勉强地开了个药方。孝子到药铺的时候，伙计们正在猜拳喝酒作乐，喊了几声才有个步态趔趄的伙计应付着配药。孝子惦记母亲，拿上药大步流星往家里赶，慌忙中撞上一位马夫，手中的药包散落在马屁股下，碰巧被马尿污染了。孝子怜惜这药求过大夫又求过伙计，得来实在不易，捡起来仔细擦拭干净，回家熬给母亲喝了。这边伙计玩到酒醒，蓦然想起错配了一味毒药，担心吃人命官司，立刻关门躲风头。这边孝子却高兴异常，因为母亲喝药立刻见效，病很快就好了。他回头向孙思邈道谢。孙思邈正苦恼看病疗效不佳，听孝子说起这么好的效果，孙思邈不解这同样的方子以前怎么就不见效呢。于是他到药店查问验药，知道了错配毒药的意外，而巧合中马尿解毒。孙思邈从中悟出两点：一是用药要艺高胆大，运用配伍制衡扬长避短；二是抓药不能出错。从此以后他亲自到药店查看配药，还经常自己采药，从配药上把关后，疗效也日见起色。

命若千金，倾力编修治病要方

孙思邈懂得医生治病主要靠药方，经过一段时间地用心搜集整理，于652年编撰成《备急千金要方》，全书三十卷，二百三十二门，共载药方五千三百余首。书名冠以之"千金"寓意生命宝贵，治病救命之方有千金之价。辑入的方剂主要考量疗效，故而名为"要方"。孙思邈提倡博采众长，他自己多方搜集名家经验，还学习国外的医学经验，书中收集了来自印度医学的服菖蒲方、耆婆汤等。三十年后，孙思邈补充《千金要方》之不足，于681年再度编撰成《千金翼方》，全书三十卷，一百八十九门，收录方、论、法二千九百余首。经过30年实践和思考重新编修同类方书，足见孙思邈对方药的重视以及研究之精深。从版本信息来看，早在1659年，《千金要方》即有日印本，《千金翼方》则在1770年有日印本。孙思邈是一代名医，被尊以药王之称，与其药学成就不无关系。

医为仁术，高调弘扬大医精诚

医史文献中有人评价孙思邈的《千金药方》"差不多包括了作为一个医生必须具备的各种理论和实践知识"。而第一卷里对"大医"，首先医术要精，"被医方卜筮，艺能之难精者也，既非神授，何以得其幽微？世有愚者，读方三年，使谓天下无病可治，及治病三年，乃知天下无方可用。故学者必须博极医源，精勤不倦，不得道听途说，而言易到已了，深自误哉！"其次要诚心救人，"凡大医治病，必当安神定志，无欲无求，先发大慈恻隐之心，誓愿普救含灵之苦。若有疾厄来求救者，不得问其贵贱贫富，长幼妍媸，怨亲善友，华夷愚智，普同一等，皆如至亲之想。亦不得瞻前顾后，自虑吉凶，护惜身命。见彼苦恼，若己有之，深心凄怆……"。由于孙思邈的深思阐述，"大医精诚"成为一千多年以来医生执业理念的最高境界。大医孙思邈以他的精湛医术和崇高医德成为后人一直学习的榜样。人们为了纪念他的伟业就在河北的"药都"安国建了大庙"药王庙"。

18 编撰医门圣书

张仲景名机，字仲景，南郡涅阳（河南南阳）人，生活于 151—219 年，是东汉未杰出医学家。他博通群书，学医于同郡张伯祖，尽得其真传。少年时与同郡何颙同游洛阳，何颙探知张机其学，对人说："仲景之术，精于伯祖，起病之验，虽鬼神莫知之，真一世神医也。"汉灵帝时举孝廉（推荐才德兼备人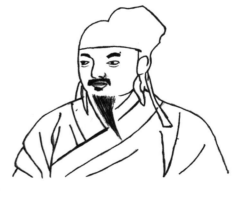材），相传他曾经官至长沙太守，故有"张长沙"之称。他所著《伤寒杂病论》首创六经辨证和汗、吐、下、温、清、和、补、泄等各种治疗法则，奠定了中医学沿着论辨证论治原则发展的基础。自唐以来，《伤寒杂病论》还先后流传到朝鲜、日本等国，对我国医学的发展作出了杰出的贡献。后世尊之为"医

121

圣""医方之祖"。他的著作被后人称之为"医门圣书"。

编撰医门圣书《伤寒杂病论》

张仲景生活的年代经历了连年疫疠，许多读书人竟然不重视医药，不精通医术，以致不能用医药来治疗疾病，来解救贫苦人的病疫和灾害。因病灾张仲景的家族人员死亡过半，这使得从小就爱好医学的张仲景更加用心刻苦精研医术，他系统全面地总结了前人的医学成就，结合自己行医数年丰富的治病经验，精心编撰《伤寒杂病论》。他在其序言中表明初衷为"感往昔之沦丧，伤横夭之莫救，乃勤求古训，博采众方，撰用《素问》《九卷》《八十一难》《阴阳大论》《胎胪药录》并平脉辨证，为《伤寒杂病论》合十六卷，虽一木能尽愈诸病，庶可以见病知源"。他希望更多人掌握治病的本领，遏制夺命的病魔，因此，书中阐述了多种外感或疾病的辨证与治疗方法，使其后人能够按照"有是证，用是方"来学习应用。《伤寒杂病论》问世以后成为指导中医临床扛鼎之作，并被列为中医四大经典之一，其后研究伤寒杂病论的著作多达五百多种，形成伤寒学派。张仲景则因为《伤寒杂病论》的医学成就和应用价值，被尊为医圣，他的不朽著作尊称医门圣书。

在抗击新型冠状病毒肺炎的战役中，中医中药的"三药，三方"发挥了巨大的作用（三方即清肺排毒汤、化湿败毒方、宣肺败毒方，三药即金花清感颗粒、连花清瘟颗粒、血必净注射液）。其中"清肺排毒汤"就源自于《伤寒论》五个经典方。

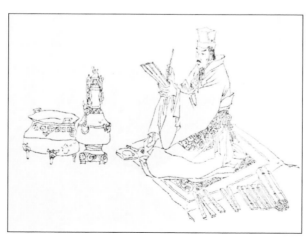

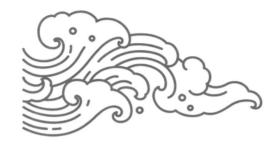

下篇　中药文化多传奇

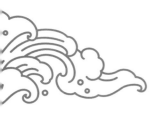

1 中药的命名

中药材来源广泛，品种繁多，它的命名与名称都与医疗应用有很大的关系，特别是它的命名都具有一定的意义，可以顾名思义，可以帮助了解一些药物的性能。更重要的是利用药材的形、色、气味来治疗疾病，所以有的药材用它的突出点命名，有的药材因为具有特效而流传成故事，因此也用来命名，有的药材在该地产品中质量最好，以产地冠以命名。更有的是以某些药材的生长特性，药用部位，从国外进口、名称译音等，作为药材命名的依据，现将它们的命名分述如下：

1. 以药材的产地命名 例如，川牛膝，川贝母，川白芷，川木通，川芎，巴豆，广防己，广藿香，广豆根，湘玉竹，湘莲，杭麦冬，杭白芷，杭菊花，怀山药，怀地黄，怀牛膝，银柴胡（银川），多伦赤芍（内蒙古）等均以产地命名。

2. 以药材采收季节命名 例如，冬桑叶，夏枯草，半夏，冬虫夏草（夏季采收），款冬花（茎叶经冬不凋，花冬季盛开）。

3. 以药材的形态命名 例如，马鞭草，鸡爪黄连，半边莲，乌头，钩藤，皂角刺，人参，牛膝，木蝴蝶，凤尾草，罂粟壳（"罂"字，即大腹小口之瓶），金樱子。

4. 以药材的颜色命名 例如，朱砂（红色），赭石（猪肝色），血竭（血红色），丹参（外皮红色），红花（红色），橙皮（橙黄色），黄连（皮肉俱黄），黄芪（外皮黄色），白芷（断面色白如粉），白术（断面白色），白花蛇舌草（其花色白），白芍，白参，白茅根，白及、白矾、白前，玄参（断面黑色），青皮，青蒿，青黛（青蓝色），紫草（内外皆紫色），紫花地丁（其花色紫）。

5. 以药材的质地命名 例如，沉香，浮石，浮小麦，轻粉，桑螵蛸，海螵蛸等。

6. 以药材的气命名　例如，麝香，沉香，苏合香，安息香，藿香，木香，檀香，香薷，鸡矢藤，臭牡丹等。

7. 以药材的味命名　例如，细辛之辛，甘草之甘甜，酸枣仁之酸，苦参之苦，咸秋石之咸，淡竹叶之味淡，五味子具五种不同之味等。

8. 以药材的入药部位命名　例如，麻黄根，葛根，山豆根，白茅根，杏仁，桃仁，月季花，玫瑰花，鸡冠花，金银花，洋金花，桑枝，栀子等。

9. 以药材功效命名　例如，益母草（专治妇科疾病），防风（能治诸风），远志（益智强志），泽泻（胜湿利水），肉苁蓉（补而不峻），锁阳，千年健（祛风湿，强筋骨），决明子（清肝明目，治目赤肿毒），大风子（治疗麻风）等。

10. 以传说或人物故事纪念发明人名　例如，使君子，相传潘州有一个姓郭名使君的医生，善用该药治疗小儿疳积，因而出了名；何首乌，相传古时有一姓何乳名田儿的老头，身体虚弱，头发皆白，不曾有子，他在夜间看见一种藤本植物自行缠绕，自感好奇，挖根煮吃，久而久之，身体好转，头发发黑，寿长而百余岁，故有何首乌之名；徐长卿，相传古时有一姓徐名长卿的人专以此药治疗邪病，而故名；杜仲，李时珍在《本草纲目》中曰："杜仲，人名也。昔用杜仲服此得道，固此名之。"刘寄奴，此药为南北朝宋高祖刘裕所发明，以他乳名寄奴命名。

11. 以国外进口命名　例如，番泻叶，番木鳖，胡黄连（历史上习惯将异邦称为"番"或"胡"），西红花，西洋参，东洋参，高丽参（朝鲜参）。广木香（历史上都从广州进口）。

12. 以外国语言的译音命名　例如，曼陀罗，诃子（诃黎勒）等。

13. 以药材集散地命名　例如，藏红花（西红花），广木香（木香）等。

14. 以加工的药材改变原有的性状而形成特有的体质命名　例如，炙黄芪，炙甘草，炮姜，焦白术，熟大黄，建曲，六神丸，阿胶，黄明胶，鹿角胶等。

15. 以数字命名　例如，一点红，一枝黄花，一枝蒿，二月苈，三七，三白草，三棱，四季青，四块瓦，五味子，五谷虫，五倍子，五加皮，六月雪，七叶一枝花，七里麻，七叶莲，八月札，八角茴香，八楞麻，九节菖蒲，九香虫，九里香，十大功劳，百草霜，百合，百部，千金子，千里光，千年健，万年青。

16. 以十二生肖命名　例如，龙胆，蛇床子，牛蒡子，牛膝，牛黄，马兜铃，羊蹄，淫羊藿，羚羊角，闹羊花，猪苓，狗脊，猴枣，菟丝子（兔耳风），鸡内金（鸡冠花、鸡血藤），鼠粘子（鼠妇虫），虎杖，虎耳草。

17. 以药材生长方位命名　例如，东防风，东贝母，西大黄，西河柳，南沙参，南桔梗，北五味，北细辛，北沙参，北豆根，中麻黄。

18. 因药材来源于某些植物的树脂或树胶而命名　例如，乳香，松香，枫香脂，白胶香（桃树受伤流出树胶又叫桃油）等。

19. 因特殊目的而命名　例如，百草霜，在乡村杂草经过燃烧后附于锅底，或工厂烟囱的烟灰，具有止血止泻的功效。灶烧百草叫"百草霜"。在《西游记》第六十九回孙悟空为朱紫国国王"悬丝诊脉"，八戒、沙僧不明白这个道理，问道"不曾见过一药内用锅底灰"，悟空说锅底灰名为"百草霜"，"能治百病"。

例如，牛黄为黄牛的胆囊或胆总管，肝总管内的结石。

例如，马宝为马的胃结石，猴枣为猴的胃肠结石。

例如，鸡内金为家鸡砂囊内壁呈金黄色而故名。

例如，白丁香为麻雀干燥粪便。能化积，消翳，治疝气和丁香功效一致，故有雅名。

例如，夜明砂为蝙蝠的干燥粪便。能清热明目，散结消积，是治疗夜盲、白内障、角膜云翳的良药，故有此美名。

例如，望月砂为野兔的干燥粪便。有明目杀虫之功效，和月宫玉兔故事联系一起，故名"望月砂"。

例如，蚕沙为家蚕的干燥粪便，能去风湿，活血止痛。

例如，五灵脂为复齿鼯鼠的干燥粪便，是活血散瘀止痛的良药，故获佳名。

20. 以药材物理性质命名　例如，磁石等。

2　中药的名称

中药材的名称既有学名，又有原名、常用名和别名。熟悉和掌握这些名称对于我们了解中药的渊源，增加中药的知识，避免中药名称混乱有着重要的意义。中药材的原名是指始载本草著作中的名称。例如，龟板，原名龟甲；桔梗，原名荠苨或原产地称呼的名称。中药材的别名有的较少在本草典籍中有记载，有的在一定地区运用（尤其是民间中草药），有的由医药界历来习惯应用和历代本草出现较多的记载，逐渐变为了广泛的常用名。例如，将薯蓣称为山药，将紫葳的花称凌霄花，将蕺菜称鱼腥草，将芣苢称车前草，将番木鳖称马钱子，将木蝴蝶称为千张纸，将龙脑香称冰片，这样日久相沿，有不少中药材的原名（或原植物名）反而不彰，在应用上被常用名所代替，甚至把原名称当别名处理，特别是在商品流通领域，中药材的别名更为复杂，甚至普遍使用别名，如牛蒡子称大力子，肉苁蓉称大云，肉豆蔻称肉果，山柰称沙姜，山茱萸称枣皮，骨碎补称申姜、毛姜或猴姜，牵牛子称丑牛、白丑、黑丑，延胡索称元胡，太子参原来称孩儿参，西洋参原来称花旗参，蜈蚣称天龙，蛇蜕称龙衣等。有的把中药材名缩写简称，如天门冬称天冬，麦门冬称麦冬，天花粉称花粉，何首乌称首乌，牡丹皮称丹皮，巴戟天称巴戟，草豆蔻称草蔻，龙胆草称胆草。有的还因产地口音不一，把补骨脂称破骨脂，栝楼称瓜楼、没食子称没石子等。我国幅员辽阔，物种繁多，各地使用习惯不同，名称也不统一。因此同名异物和异名同物的现象，长期以来较为普遍，致使中药品种复杂。例如，贯众来源于6科植物35种，在各地使用贯众不同，甚至在同一地区使用几种贯众；白头翁来源4科植物20余种，各地使用白头翁就不相同，而中国药典也只收载了一种；大青叶来源4科植物4种，各地使用习惯不一，东北习用十字花科植物菘蓝，华东习用蓼科植物蓼蓝，华南、四川地区习用爵床科植物马蓝，而湖南、江西、贵州、甘肃习用马鞭草科植物大青叶。有的药材一物多名，均为各地习惯名称极易引起品种混乱，例如，鸦胆子别名苦参子，为苦木科植物鸦胆子的果实，不是豆科植物苦参的种子；女贞子别名冬青子，为木犀科植物女贞的果实，不是冬青科植物冬青的果实。有医生在处方时，亦会以各种不同名称出现，同样造成混乱。正如《书方宜人共识说》云："常见一医方开小草，世人不知为远志之苗，而用甘草之细小者。又有一医方开蜀漆，世人不知为常山之苗，而另加乾漆者。凡此之类，如玉竹为葳蕤，乳香为薰陆，天麻为独摇草，人乳为蟠桃酒，鸽粪为左蟠龙，灶心土为伏龙肝者，不胜枚举。"以上说明中药名称繁多引起中药品种混乱，对人民群众防病带来极为不利的影

中药传奇

响，因此，必须使用统一的学名，按药典的名称对药物进行正确书写，进行处方、标价核算，做到力求名物相符，名称统一，一物一名，这样才能避免用药的混乱。

3 药名诗词

中国是诗的国度，以诗咏药，自古有之。然以药名入诗，大约始于南北朝时期，兴盛于唐宋，发展于元明，源远流长，代代有之。药名诗，就是诗人根据药名表面词义和药物的特性含义，采取借代、谐音、比喻等修辞手法，采需择要嵌入诗中，点缀成篇，来寄托情思和表达心境的药名诗作。

栀　子

唐·杜甫

栀子比众木，人间诚未多，于身色有用，与道气相和；
红取风霜实，青看雨露柯，无情移得汝，贵在映江波。

东厅月季

宋·韩琦

牡丹殊绝委春风，露菊萧疏怨晚丛；
何似此花荣艳足，四时常放浅深红。

菊　花

宋·郑所南

花开不并百花丛，独立疏篱趣未穷；
宁可枝头抱香死，何曾吹落北风中。

桑

明·解缙

一年两度伐枝柯，万木丛中苦最多；
为国为民皆是汝，却教桃李听笙歌。

辛　夷

明·张新

梦中曾见笔生花，锦字还将气象夸；
谁信花中原有笔，毫端方欲吐春霞。

六月杞园

清·黄恩锡

六月枸杞树树红，宁安药果擅寰中。
千钱一斗矜时价，绝胜腴田岁旱丰。

药名诗——《牡丹亭》的源头

明代大戏剧家汤显祖的代表作《牡丹亭》，老少皆知，深受后世喜爱，但是却很少有人知道，这出剧据说是受了一首药名诗的启发而创作的。

汤显祖与宋代名医朱震亨交往甚密。朱震亨为当时名医，因家住丹溪，人称朱丹溪，著有《丹溪心法》。一天，汤到朱家，正值朱午睡，汤在案头发现一首诗："牡丹亭边，常山红娘子，貌若天仙，巧遇牵牛郎于芍药亭畔，就牡丹花下一见钟情，托金银花牵线，白头翁为媒，路路通顺，择八月兰开日成婚，设芙蓉帐，结并蒂莲，合欢久之，成大腹皮矣，生大力子，有远志，持大戟，平木贼，诛草寇，破刘寄奴，有十大功劳，当归期，封大将军之职。"

这看来是文字游戏，但汤显祖却因此来了灵感，创作了《牡丹亭》。

四季药诗

清·叶天士

该诗嵌入 22 位味中药，联缀得天衣无缝。

春

春风和煦满常山，芍药天麻及牡丹。
远志去寻使君子，当归何必问泽兰。

夏

端阳半夏五月天，菖蒲制酒乐丰年。

庭前娇女红娘子，笑道槟榔应采莲。

秋

秋菊开花满地黄，一日雨露一茴香

牡童去取国公酒，醉到天南星大光。

冬

冬来无处可防风，白纸糊窗一层层。

待到雪消阳起石，门外户悬白头翁。

巧借药名话艰辛

自从益智登山盟，王不留行送出城。

路上相逢三棱子，途中催趱马兜铃。

寻坡转涧求荆芥，迈岭登山拜茯苓。

防己一身如竹沥，茴香何日拜朝廷。

这是《西游记》第三十六回唐僧面对又一阻路高山发出的感叹。短短一首七律，即表达唐僧前往西天取经的决心，又道出了取经路收留三位弟子保驾、龙马代步之喜，更话出了寻坡转涧，迈岭登山，水宿风餐，披霜带露的艰难历程。唐僧回想往事，免不了泪如竹沥，心中凄惨，何日取得真经，返回大唐呢？

全诗仅 56 个字就有 22 个字，9 味是药名，嵌入诗中天衣无缝，读后令人拍案叫绝。这 9 味药名是：益智，王不留行，三棱子，马兜铃，荆芥，茯苓，防己，竹沥，茴香。

菊

秋霜造就菊成花，不尽风流写晚霞，
信手拈来无意句，天生韵味入千家。
迎霜傲雪争怒放，墨客文人赞美它，
数种菊花皆入药，贡菊杭菊质最佳。

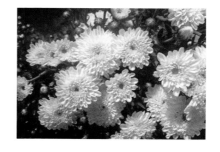

贡菊花

独占美名贡菊花，进贡朝廷质最佳。

花小洁白黄心少，芳香扑鼻想闻它。
花瓣白色萼三层，底部凹陷特鲜明。
味甘微苦性微寒，平肝明目散风热。

赞亳菊

花开不并百花丛，独立寒冬趣味浓。
宁可抱香枝头老，不随黄叶舞秋风。

百　合

春去无芳可得寻，百合最早生幽林。
闲里无事家中植，七十老翁尚童心。
顶端白花常一朵，芳香馥郁入心脾。
鳞叶洁白层层抱，养阴润肺药食同。

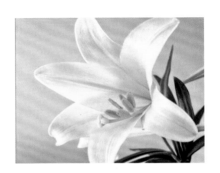

月季花

秀美娇枝月月红，缤纷五彩竞风流，
淡雅清香飘四季，更有艳色令荷愁。
花瓣片片胭脂染，绿叶莹莹翡翠羞。
花蕾调经又活血，还可美颜胜一筹。
注：月月红是月季花的别名。

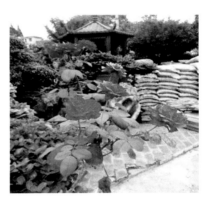

月季花

人道花无十日红，此处无日不春风。
一年四季开不断，敢与玫瑰斗芳芬。
花瓣呈红有深浅，清香味淡又调经。

茉莉花

（一）

茉莉洁白气芳香，绿叶翠枝亮闪光。
冰清玉润清肝火，上品花茶愿尔康。

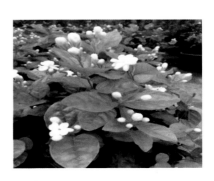

（二）

茉莉清香素雅花，圆头洁白育名家。

人间酷爱香飘远，君子心明夜煮茶。

赞桃花

枝间新绿一重重，花蕾深藏数点红，

爱惜芳心莫轻吐，且教桃李闹春风。

桃　　花

细雨蒙蒙春意浓，东风和煦桃花红。

不求年年争春色，只盼年年笑春风。

它和玫月都美容，肤白透红又青春。

注：玫月指玫瑰花和和月季花。

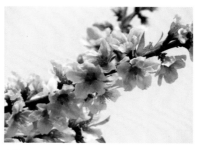

木芙蓉

（一）

湘江堤畔木芙蓉，雨后霜前着意红。

犹胜无言桃与李，一生开落任春风。

（二）

千树万树一扫黄，只有芙蓉独自芳。

白天花色多变化，芙蓉国里尽朝晖。

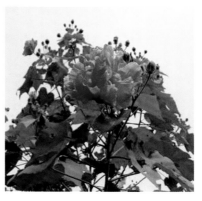

夸·红槿花

谁道木槿生感触？花开相续半年红。

桃红李白知多少？雨打千枝一夜风。

注：木槿花有白色、紫色、红色 3 种，均可食用和药用，药用多以白色
为佳。

牡　　丹

洛阳牡丹数千株，艳色娇姿弄醉人，

成群结队观美色，朵朵倾城远扬名，
闲小立，困相扶，夜来风雨有情无？
根有情，情更长，清热凉血解毒灵。

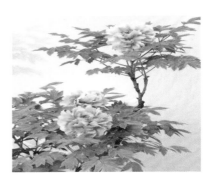

清平乐——牡丹

风拂满面

貌美千般色

还数根皮情更长

清热调经活血

风流百代名花

今朝处处安家

闲里养殖门外

赏玩治病同佳

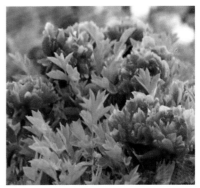

赞白牡丹

千红万紫斗芳芬，铜陵牡丹洁白身，
只厌华丽存大素，甘抛富贵作清贫。
风丹含羞不争艳，白色原来不染尘，
愿把根皮献人民，清热调经活血灵。

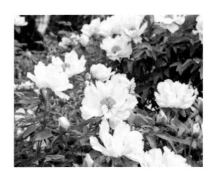

赞牡丹

雍容华贵牡丹花，

国色天香气质佳，

万花丛中它最美，

各族人民爱赏它。

咏芍药

（一）

春末诸花谢，唯有芍药红。
常作传情物，夜静思相亲。

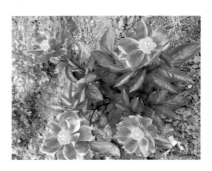

中药传奇

其根入药用，色白圆柱形。
味苦性微寒，养血柔肝灵。

（二）

绿萼披风瘦，红苞格外肥。
只愁春梦断，化作彩云飞。

卜算子·咏梅

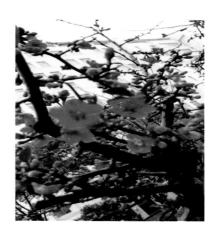

居住屋后边，
晨开不见主，
已是春日来到时，
更著风和雨。
无意去争春，
唯恐群芳妒，
愿将花蕾供药用，
疏肝香如故。

咏　梅

傲雪披霜著此身，不与桃李争芬芳。
忽然一夜清香发，散作乾坤万里香。
绿叶青枝藏硕果，梅酸李涩桃子甜。
三者均可作食用，唯有乌梅可生津。

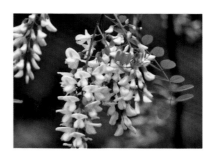

槐　花

才开便落不胜黄，覆盖芳香衬夕阳。
黑蚱声声催人老，人到七十还正忙。
此花入药能医病，凉血泻火疗痔疮。

凌霄花

藤本凌霄花，植物名紫葳，
任凭树高起，见树爱攀爬，

观此藤蔓柔，气根附树上，
花开七八月，形似喇叭形，
朝为拂云花，暮为凋谢樵，
干后可入药，味酸性微寒，
凉血与祛瘀，闭经常用它。

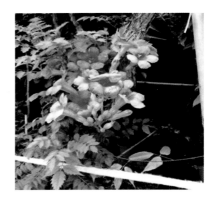

刺桐花

我家庭院栽刺桐，叶先花后始年丰，
总状花序深红色，夏日观赏提精神。
树皮粗糙色淡棕，上有钉刺易伤人，
此皮名曰海桐皮，祛湿通络治痛疼。

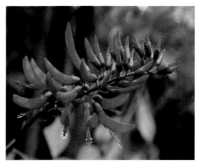

赞雪莲花

新疆天山寒上寒，军民为国守边疆，
西母娘娘见此情，下凡撒下雪莲花。
迎霜斗雪它争放，激励战士保国家，
祛寒补阳又除湿，各族人民爱戴它。

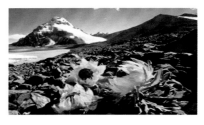

爱　莲

荷叶碧绿映水清，
孤舟采莲在花中。
天上白鹭展翅、蜻蜓点水，
水中鱼儿嬉戏、青虫齐鸣。
映日荷花格外红，信鸽传佳音，
仙子莅临。

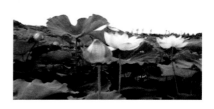

搬出满满的聚宝盆，
莲子、莲须、莲心、莲房、荷叶、藕节，种种样样显神功。
补脾、清热、解暑、固肾、止血，
喜了种莲人。

莲

红白莲花开水塘，
两般颜色一样香，
恰似歌舞三千女，
半是浓妆半淡妆。
湘产红莲闽产白，
白莲食用红入药，
味甘性平能安神，
药食同源入汤中。

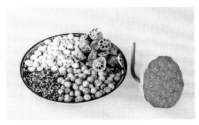

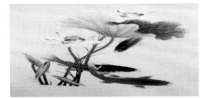

赞·夏荷

（一）
荷叶碧绿一色裁，芙蓉面向两面开，
舟入池塘看不见，歌声始觉有人来。

（二）
数只蜻蜓立花上，几对水鸭水中游，
丝丝细雨蛙声叫，微微南风绿叶稠。

（三）
疑似瑶池人间迁，难寻仙女采莲船。
红衣顶碧芙蓉秀，不扰蜻蜓采白莲。

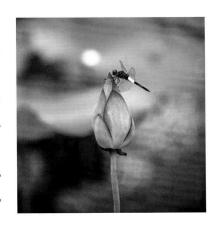

采莲子

雨后芙蓉水里摇，撑着小船过溪桥。
晚霞迎来弯弯月，唱罢莲歌酒未消。

款冬花

条风一夜入残年，
冻蕊含香娇可怜；
二十四香花信转，

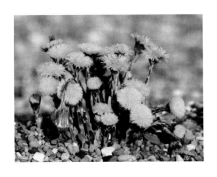

青魁还自让君先。

咏·玫瑰

羽叶连枝千万家，一花两色浅深红，
天香国色留不住，赏玩治病两样情。
玫瑰花香千里飘，点点相思心头烧。
借文直抒心中意，天天盼妹早归来。

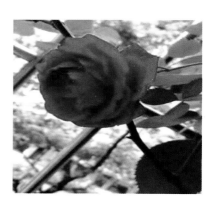

金银花

独占美名绕树香，
两叶对生面朝阳，
腋间花蕾常二朵，
清热解毒功效强。

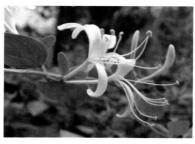

咏·桂花

桂花秋一苑，凉露夜三更。
安知丹金桂，绿叶靠其根。
露粘黄金蕊，风吹碧玉枝。
十里闻其香，飘香冠中秋。
花好月圆夜，共赏池中月。
摘枝送亲朋，馥香满袖中。
花蕾当茶饮，解烦轻其身。
将花入酒中，香气味更浓。
举杯敬好友，情义在酒中。
良宵中秋夜，共叙情深深。

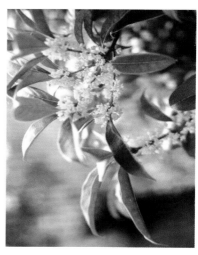

牵牛花

缠篱藤蔓自交加，
顾盼郎君情更佳，
织女滴下相思泪，

深秋迎朝开此花。
紫红叫声传相远，
深情切意唤牛郎。
银河七七年年会，
细叙人间锦绣添。

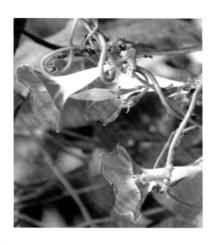

杜鹃花

长沙城里杜鹃花，不畏桃李嫉妒它，
布谷鸟啼争先放，一阵春风一路花。
簇生花朵紫红色，漏斗花冠蕊十枚，
气清香，味甘酸，止血衄血可用它。

红　　花

（一）

红花颜色掩千家，任是猩猩血未加。
染色轻罗莫嫌贵，古人崇俭戒奢华。
今人多作中药用，活血祛瘀都用它。

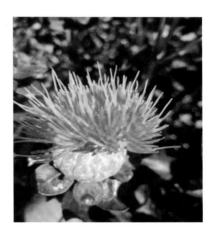

（二）

伊犁塔城产红花，头状花序遍满山。
三伏天气强光照，采收红花多辛劳。
采药卖出作中药，种子榨油做烹调。

香蒲（蒲黄）

香蒲生池中，绿叶长条形，
离离水上蒲，结冰散为珠。
别名水蜡烛，果穗呈棒形，
花粉鲜黄色，质轻漂水中。
中药用花粉，功效味甘平，
凉血又止血，利尿治血淋。

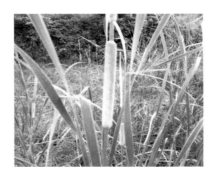

人　参

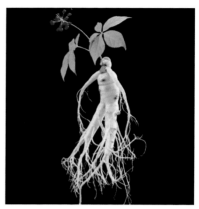

五叶初成椵树林，身居东北深山中，
名曰神草真难见，形似人形不好寻。
芦长碗密枣核艼，紧皮细纹珍珠须，
品优质佳价更高，价格之比重黄金。

石　榴

五月榴花照眼明，
枝间时见果初成。
果皮棕黄种子红，
涩肠止泻显奇功。

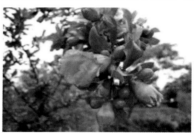

枸杞子

六月天气火炎炎，宁夏回民忙整天，
摘下莹莹小红果，晒干献给人万千。
宁夏勤富数中宁，枸杞神果天下名，
欲知仙翁多高寿，粒粒红果最知情。

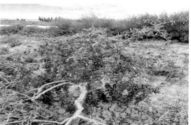

重　楼

绿叶轮生似两层，
爱生深山树林中；
生长缓慢别着急，
治病抗癌显奇功。

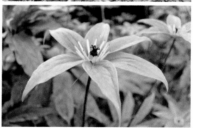

冬虫夏草

冬虫夏草名符实，
变化生成一气通；
一物竟兼动植物，
世间物理信无穷。

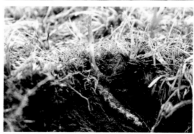

半夏吟

半夏，银花，芍药鲜，
菖蒲，艾叶，挂门前，
槟榔牵手红娘子，
云母国公共采莲。
祛痰，清热，养血，
辟秽，开窍，散寒，
下气，宽中，攻毒，
纳气，补肾，安神。

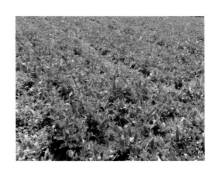

赞·竹

仁者胸襟志高竹清风飒飒，
一身清秀著芳魂胸怀荡荡。

咏·竹

雪压枝头低，低头不着泥，
一朝红日出，依旧与天齐。
取之做竹席，夏日最相宜，
刨丝做竹茹，清热凉血功。

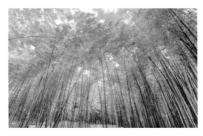

赞·红景天

高原红花数景天，生在藏青乱石边，
风雪严寒它不惧，吸尽地精与氧吧，
根茎粉红质地疏，玫瑰芳香最好闻，
益气活血把喘平，藏民美名真人参。

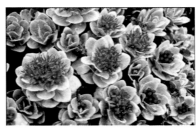

赞·铁皮石斛

山高峡谷本是家，吸尽天地精与华。
迎朝接暮风雨打，叶绿茎挺腋间花。

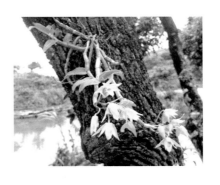

茎嫩渣少黏滑感，益胃滋阴热清光。
君问哪种石斛好，铁皮石斛质最佳。

采菊科华泽兰

秋风众草歇，丛兰扬其香。
绿叶与紫茎，猗猗长山阳。
林密泉水流，山谷安此家。
生长不当户，无人自芬芳。
全草何人采，盼望药农来。
感此心中情，文彩不成章。

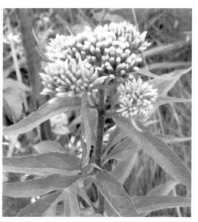

采灵芝

莫道高山险，别说峡谷深，
隐士西山北，神仙南海东，
树木甚茂盛，瑞草正玲珑，
有人食此草，起死能回生，
延寿上百年，养神又安神。

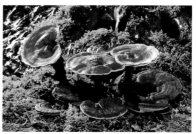

湖南采黄精

黄帝沥血出岐术，精草悠然挂玉颜；
湖边院内断臧否，南山窗外又一年。

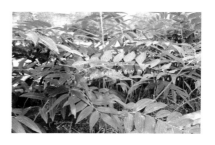

4 药名、打油诗、联词

人参味微苦，银花爱攀登，
路艰如滑石，志坚路路通，
当人学厚朴，做事要细辛，
凡事天麻忙，灵感找茯神，
成才报知母，情深若灵芝，
百合结同心，开心夜合欢，

人老白头翁，抱孙孩儿参，

生活甜如蜜，康泰万年青。

联　　词

（一）情趣合欢

千金约会天仙子，神游巧遇白头翁，

常山脚下拜月老，一别红娘出远征。

（二）出征

将军借助寻骨风，望江南去烧西芎，

马蹄香风追榧子，一别红娘出远征。

（三）想郎君

深闺红楼锁女贞，天花粉黛着朱唇，

思君累至南星落，抚摸橘子想郎君。

（四）盼君早相遇

大蝴蝶飞舞春风，芍药花赛杜鹃红，

忍冬数载难熬煎，唯盼槟榔早相遇。

广西药缘

雾绕树梢候，蜂伏花上休；

药生林下有，人在园中游。

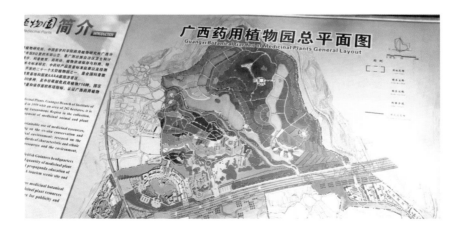

5 药名闺情

宋·陈亚

宋代以药名作诗填词十分流行，但其中佼佼者应首推陈亚，维扬（今扬州）人，咸平五年（1002年）进士。史称"好当药名"，据说他作药名诗百余首，现存四首药名词，其中三首都是《药名闺情》词，抒发了少妇空守闺房思念外出丈夫的缠绵心情。

相思意已深，

白纸书难足。

字字苦参商，

故要槟榔读。

分明记得约当归，

远至樱桃熟。

何事菊花时，

犹未回乡曲。

6 药名对联

对联是中华传统文化瑰宝，是我国传统的文学艺术形式之一，具有独特的民族风格，在这个宝库中，用中药药名入对，光彩夺目，不愧为对联百花园中一枝出墙的红杏。它融知识性和艺术性于一体，既有典雅的文学性，又有广泛的群众实用性。对于从事中药的人员及爱好中药文化的读者是一种精神生活的享受。但中药对联也和其他对联一样，也讲究对仗工整，上联为出句，下联为对句，还要求平仄押韵，字数相等，而且上联有的字，下联不能出现，等等。

荷叶，艾叶，枇杷叶，草本，木本。

梅花，桂花，玫瑰花，春香，秋香。

红娘子上重楼连翘百部，
天仙子弹枇杷高奏神曲。

白头翁过常山独活万年。
雷公吹铁笛吹惊动云母。

红娘子披凤凰衣插金钗将军一见喜，
白头翁捧麒麟竭服丹砂常山万年青。

天雄独活天仙子，
益母丹参益智仁。

白头翁扶虎杖上重楼，
天仙子坐松塔望江南。

刘寄奴含羞望春花，
徐长卿砒霜采腊梅。

牵牛子耕遍生地熟地，
白间翁采尽金花银花。

生地人参附子当归熟地，
枣仁红枣茱萸益母茴香。

红娘子传轻粉插金钗戴银花与牡丹含羞从容出阁，
白头翁连须跨海马提大戟与草蔻战百合旋覆回朝。

天王怀至宝歌三仁，颂四君献八仙长寿，
将军持巴戟战木贼，擒乌蛇立十大功劳。

天仙子降地龙到常山、苦楝、千年，

白头翁戏红娘上蛇床、连翘、百合。

将军穿山甲车前战到马前，

使君子牵牛生地耕成熟地。

人参党参西洋参参参长寿，

甘草茜草鹿衔草草草治病。

天仙凤仙威灵仙仙药医人，

桃仁杏仁郁李仁仁心济世。

神州处处有亲人，不论生地熟地

春风吹来尽着花，但闻藿香木香

取地道药材依法炮制，优质良药。

以薄利经营为国为民，确保健康。

遵古训，采众方，治百病为国为民。

传弟子，授医术，攀高峰任重道远。

爱中医，信中药，热爱中医药。

识药植，建药园，科普药植园。

7　药名对联招女婿

刘寄奴，插金钗，载银花，系玉佩，比牡丹芍药胜五倍，从容出阁，含羞倚望槟榔

徐长卿，持大戟，穿甲片，跨海马，与木贼草蔻战百合，旋覆回朝，车前欲会红娘

一身蝉衣怎进将军府

半支木笔敢书国老家

扶桑白头翁有远志

淮山红孩儿不寄生

遇木贼，入生地，安能独活

待半夏，进天门，定摘玉（肉）桂

听长卿抚黄芩（琴），沉香阁内曲曲惊云母

闻女贞弹枇杷（琵琶），防风屏前声声动天仙

8 药名对联考徒弟

徒弟学业期满，一日被师傅叫到面前，师傅指着窗外的一排竹子说道：烦暑最宜淡竹叶。徒弟随口答道：伤寒尤妙小柴胡。

师傅高兴，随后说道：金银花小，香飘七八九里。徒儿心想，这也是药名联。但里面又有动词、还有数量词，不太好对。经过一番琢磨，答道：梧桐子大，日服五六十丸。

师傅见难不倒徒弟，便出了个更难的上联：灯笼笼灯，纸（枳）壳原来只防风。徒弟一听，联中嵌进了两个中药名。这如何是好？墙角处的锣鼓家伙一下启发了徒弟，说道：鼓架架鼓，陈皮不能敲半下（夏）。

师傅十分高兴，便动情地对徒儿说："你已学成。放心去吧，神州到处有亲人，不论生地、熟地。"徒儿一听，磕头拜道："徒儿知道，春风来时尽著花，但闻藿香、木香。"

9 中药谜语

猜谜是群众喜闻乐见的一种文化娱乐活动。具有知识性，趣味性；雅俗共

下篇　中药文化多传奇

赏，老幼咸宜。药名与谜语结合更是我国民俗文化的一种体现。

贺知章《回乡偶书》

少小离家老大回，乡音无改鬓毛衰。

儿童相见不相识，笑问客从何处来。

谜底为四味中药名：首句谜底是当归；次句谜底为白头翁；第三句谜底为人参，人参为人生的谐音（儿童不识，觉得此人陌生），第四句谜底是生地，解为出生之地。

曹操军中考华佗，华佗巧释曹诗

传说，曹操有头疾，请来名医华佗。但他奸诈多疑，顾虑重重，不相信华佗的医术，为了考考华佗对草药的精通程度，于是他把徐庶叫来，便口授徐庶写了一首四言诗句：交给华佗。诗曰：

胸中荷花，西湖秋英。

清空夜明，初入其境。

长生不老，永远康宁。

老娘获利，警惕家人。

五除三十，假满期临。

胸有大略，军师难混。

接骨医生，老实忠诚。

无能缺技，药店关门。

以上诗句，似有指责华佗无能之意，可是华佗看了自言自语地说："相爷又在考我了。"于是挥笔行墨，写了16种中草药的名字，由徐庶转交曹操。曹操看后大喜，说："果真是有能之辈也！"原来曹操的诗是诗谜，每句包含两味中药名，华佗凭看智慧和渊博的医学知识，巧妙地回答了曹操，他所回答的药名是：穿心莲、杭菊、满天星、生地、万年青、千年健、益母、防己、商陆、当归、远志、苦参、续断、厚朴、白术、没药。

中药谜语

（一）

相寄家书无笔踪，雨洒街头跌倒翁。

行船水急帆休扬，海上乘骑赴龙宫。

答案：白芷、滑石、防风、海马。

（二）

不胜将军失战机，只念高堂白发稀。

心事寄予孩儿去，不顾他人食与衣。

答案：败酱、知母、附子、独活。

（三）

月下老人——红娘子

立秋以后——麦冬

不劳而获——寄生

异乡——生地

天上音乐——神曲

半夜归来不点灯——熟地

一江春水向东流——通大海

二十一天不下雨——旱三七

三九时节冷飕飕——天冬

四季色丹艳丽秀——月月红

五百公里一片明——千里光

六月腾黄茎萎皱——夏枯草

七步之才善动脑——益智

八月立秋已尽头——夏天无

九死一生命保全——独活

十个世纪重聚首——千年健

百岁老人鬓如霜——白头翁

千里林带沙截流——防风

万物齐眠梦中幽——全歇（蝎）

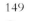

常生东篱边——牵牛花（牵牛子）

一株空心树——木通

病入膏肓久——没药

九死一生——独活

10　歇后语猜药名

吕布的兵器——大戟

乌鸦千里行孝心——知母

小孩出门披斗篷——防风

幼小儿童理想大——远志

一粒一粒拣起来——细心（辛）

人生百岁无妻室——独活

千岁老头老头没黑发——白头翁

人不赶牛拉着走——牵牛子

数九寒日必结冰——天冻（冬）

皇上依臣主意转——使君子

11　中药找"搭档"

　　枸杞爱上了菊花，眼睛就亮了。山药爱上了灵芝，血糖就低了。三七爱上了山楂，血压就降了。决明爱上了荷叶，大便就通了。莲子爱上了芡实，脾胃就运化了。黄芪爱上了当归，气血就顺了。当归爱上了阿胶，血就补了。人参爱上了鹿茸，阳气就旺了。茯苓爱上了薏米，湿气就祛了。金银花遇上绞股蓝，炎症就消了。莲子心遇到了麦冬，心火就清了。酸枣仁遇上了龙眼肉，睡眠就好了。您爱上了养生，身体健康就来了！世界上最好的长寿药就是：喝水、睡觉、走路、唱歌、养身这五样，是最重要的。美好的一天别忘了这五种"长寿药"养身的秘诀。

12　两地情书

　　清代褚人获编的《坚瓠集》中载有两封苏州詹氏夫妇的两地情书，亦通篇皆用药名。其妻给丈夫的信上这样写道：

　　"槟榔一去，已过半夏，岂不当归耶？

　　谁使君子，效寄生草缠绕他枝，

　　令故园芍药花无主矣。

　　妾仰观天南星，下视忍冬藤，

　　盼不见白芷书，茹不尽黄连苦！

　　古诗云：'豆蔻不消心上恨，丁香空结雨中愁。'

　　奈何！奈何！"

　　"红娘子一别，桂枝香已凋谢矣！

　　几思菊花茂盛，欲归紫菀。

　　奈常山路远，滑石难行，姑待苁蓉耳！

　　卿勿使急性子，骂我曰苍耳子。

　　明春红花开时，吾与马勃、杜仲结伴返乡，至时有金相赠也。"

13　中医人的情书

爱的宣言

当生姜失去麻黄

才懂得什么叫做彷徨

当佩兰失去藿香

才知道什么叫做神伤

当我离别了你

才深切体会到什么叫做断肠

谢谢你，是你

一直在启悟我

什么是大黄的豪爽

什么是桑叶的清凉

什么是人参的无私

什么是附子的坚强

一直以来

你像山海棠给我春天的芬芳

像薄荷送我夏日的清凉

像怀菊给我秋季的慰问

像冰片送我冬天的舒爽

你是我受伤时的三七

是我失意时的远志

是我烦闷时的栀子

是我迷茫时的苏合香

只有在没有你的时候我才懂得

什么叫夏月麻黄

想起你的时候我才知道

什么叫调和诸方

梦到你的时候才发觉

什么是平补三焦

遇到你的时候才明白

什么是救逆回阳

你曾告诉我

人生就应该像熟地

在九蒸九晒中得到升华

人生应该像青黛

在氤氲中营造希望

人生就应该像阿胶

在炽热煎熬中得到凝练

人生更应该像石膏

在烈火焚烧中追逐辉煌

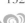

啊，我亲爱的
一直以来在我们的相处中
从没有过什么十九畏
也不存在什么十八反
有的只是相使、相须
我希望我们一起分担风寒暑湿热
我们一起体验酸苦甘辛咸
我们一起追逐寒热平温凉
我相信我们的情谊
定会在人生的升降浮沉中天麻地黄

桂枝儿

你说我，负了心，无凭枳实，
激得我蹬穿了地骨皮，
愿对威灵仙发下盟誓。
细辛将奴想，厚朴你自知，
莫把我情书也当破故纸。
想人参最是离别恨，
只为甘草味
甜甜的哄到如今，
黄连心苦苦嚅为伊耽闷，
白芷儿写不尽离别情，
嘱咐使君子，切莫做负恩人。
你果是半夏当归也，
我情愿对着天南星彻夜地等。

茯　苓

我在你眼中
竟是这般
可有可无

我是普通
但不可或缺
你可知道
你的心安
其实是因为我的陪伴

葛　　根

愿用此生
来解你及时之渴
来解你酒醉惘迷

大　　黄

你畏惧我的歇斯底里
刚烈的倔脾气
可谁能理解
我对你的伤害
亦是对你的爱

熟地黄（方）

爱此浓厚
白首归来
乡音未变
六尘不染

陈　　皮

时光它改变了我青涩的容颜
可没有带走我的味道
三分岁月，三分醇厚
我对你的爱
比酒还浓

人　参

若你少气无力

请来找我

若你精血亏虚

请来找我

若你形容消瘦

请来找我

感谢上天给了我这么强的力量

让我有能力成为你最坚强的依靠

三　七

我的出现

就是为了愈合你的伤口

只要你好

我就愿意等待

不管三年还是七年

当　归

我愿化作精血细细濡养

参与你此生每一刻的美丽

决明子

别问我爱还是不爱

至少我在的时候

你看得清清楚楚

明明白白

　　从这些有趣的中药名组合和中药诠释而成的男女情书中，我们可以了解中药业在我国的兴盛和中药知识在我国古代民间的普及。这些中药情书的出现，也丰富了中医药文化的内涵，在中医药发展传承过程中发挥了别有情趣的作用。

14 从容施药，夏朴行医

人参处世立远志，厚朴治国要细辛。
梅花映雪冬虫草，荷叶遮日半边莲。
苏子黄芩访蝉衣，杜仲草果宴寿客。
龙胆凤衣长生药，神砂鬼箭避邪翁。
密陀僧房拜金佛，灵芝树下见观音。
红娘合欢一见喜，紫菀迎春云木香。
大戟苦参将军府，金钱重楼国老家。
天麻灵芝莱菔子，苁蓉慈菇土茯苓。
乳香松香及琥珀，郁金芫蔚丹桂花。
迎春木笔千年健，傲雪梅花九里香。
沉香清香知母到，故纸糊窗防风来。
凤仙飞过生熟地，杜鹃衔来金银花。
牡丹芍药迎初夏，杭菊贡菊不畏霜。
将军大戟战木贼，槐花密蒙款冬花。
海龙海马海狗肾，人参洋参高丽参，
三升白虎千钧力，熟地当归四物汤。

15 中药歌谣

中药材季节歌谣

含苞待放采花朵，树皮多在初夏剥，
秋末春初挖根茎，全草药物夏季割，
色青采药最为好，成熟前后摘硕果，
矿物常年随时采，兽禽适宜冬季捉。

中药材采集歌谣

采集当时节，根茎应入冬，
果实应初熟，种子成熟用，
茎叶宜在夏，花采含苞中，
采集要合理，资源永利用，
三月茵陈四月蒿，五月六月当柴烧，
秋冬挖根夏采草，浆果初熟花含苞，
清明前后锯鹿茸，寒冬腊月熬阿胶。

中药养护歌谣

养护责任并非轻，勤翻勤晒要精心
一防鼠咬二防霉，三防虫蛀四防灰
效期药物更要防，一年四季透阳光。

中药十八反歌诀谣

本草明言十八反，半蒌贝蔹及攻乌，
藻戟遂芫具战草，诸参辛芍叛藜芦。

中药十九畏歌谣

硫黄原是火中精，朴硝一见便相争。
水银莫与砒霜见，狼毒最怕密陀僧。
巴豆性烈最为上，偏与牵牛不顺情。
丁香莫与郁金见，牙硝难合京三棱。
川乌草乌不顺犀，人参最怕五灵脂。
官桂善能调冷气，若逢石脂便相欺。
大凡修合看顺逆，炮爁炙煿莫相依。

六陈歌

枳壳陈皮半夏齐，麻黄狼毒及茱萸，
六般之药宜存久，入药方知奏效奇。

图书在版编目（ＣＩＰ）数据

中药传奇 / 龚力民，方磊主编. — 长沙 ：湖南科学技术
出版社，2022.6

ISBN 978-7-5710-1502-2

Ⅰ．①中… Ⅱ．①龚… ②方… Ⅲ．①中药材—普及读物
Ⅳ．①R282-49

中国版本图书馆 CIP 数据核字（2022）第 045546 号

ZHONGYAO CHUANQI

中药传奇

主　　编：龚力民　方　磊
主　　审：方石林
出 版 人：潘晓山
责任编辑：李　忠

出版发行：湖南科学技术出版社
社　　址：长沙市芙蓉中路一段 416 号泊富国际金融中心
网　　址：http://www.hnstp.com
邮购联系：0731-82194012
印　　刷：长沙新湘诚印刷有限公司
　　　　　（印装质量问题请直接与本厂联系）
厂　　址：长沙市开福区伍家岭街道新码头 9 号
邮　　编：410008
版　　次：2022 年 6 月第 1 版
印　　次：2022 年 6 月第 1 次印刷
开　　本：710mm×1000mm　1/16
印　　张：10.75
字　　数：170 千字
书　　号：ISBN 978-7-5710-1502-2
定　　价：39.50 元